a 32.

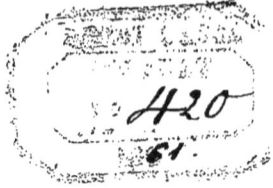

DE

L'ÉRYSIPÈLE DE LA FACE

CONSIDÉRÉ

COMME UNE FIÈVRE ÉRUPTIVE

PAR ALBERT SELSIS

DOCTEUR EN MÉDECINE

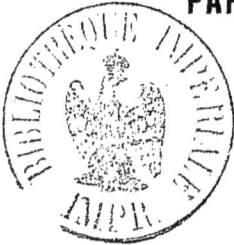

MONTPELLIER

TYPOGRAPHIE DE BOEHM & FILS, PLACE DE L'OBSERVATOIRE

Éditeurs du MONTPELLIER MÉDICAL

1861

A MON PÈRE ET A MA MÈRE.

Votre fils revient enfin auprès de vous
pour ne plus vous quitter ! il sera toujours
là désormais pour vous témoigner son
amour et vous prouver toute sa gratitude.

A la Mémoire de mon Oncle

F. NASSE.

A. SELSIS.

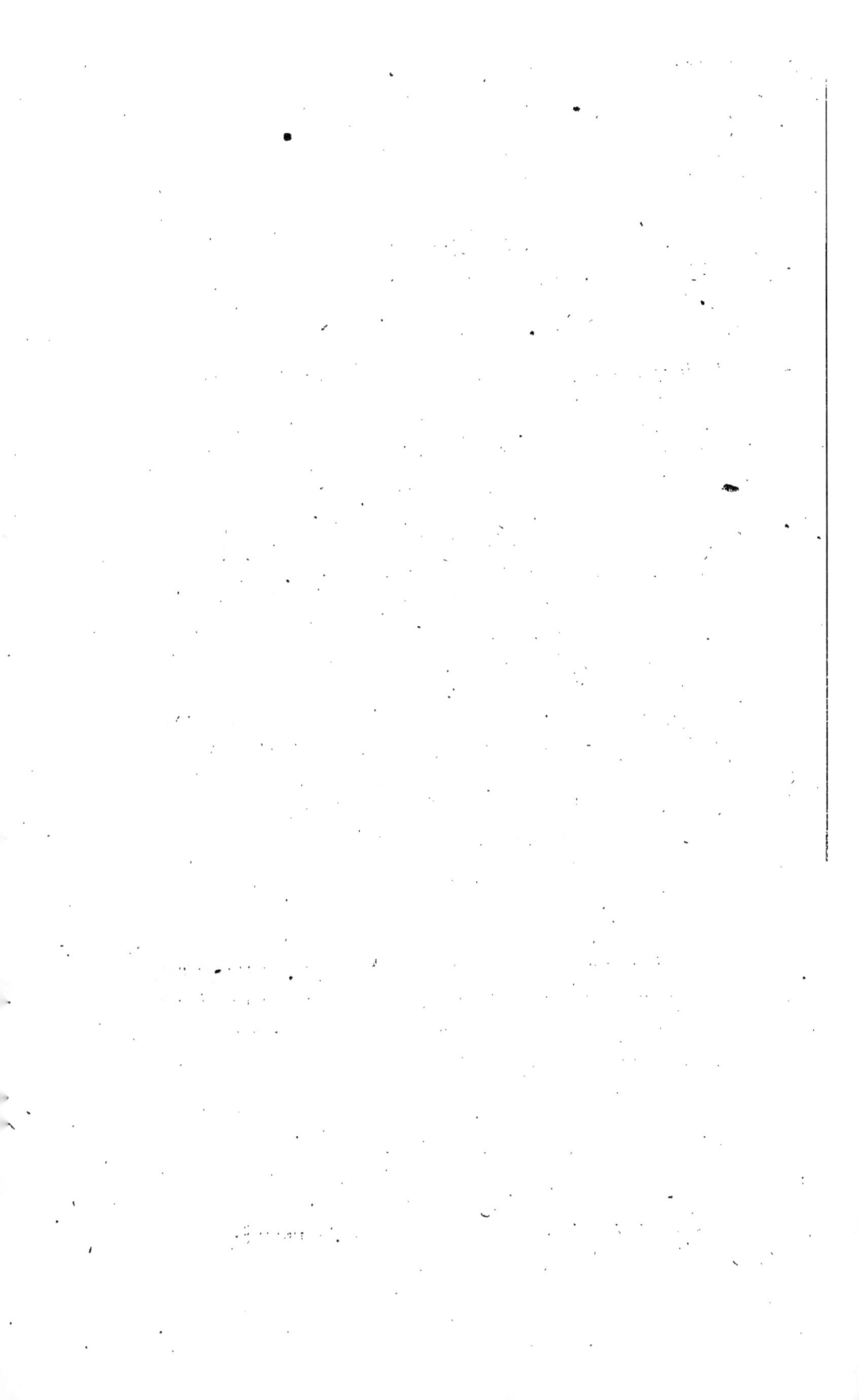

A Messieurs

A. JAUMES,

Professeur de Pathologie et de Thérapeutique générales,
Chevalier de la Légion d'Honneur, etc.

DUPRÉ,

Professeur de Clinique médicale, Médecin en Chef de l'Hôtel-
Dieu Saint-Éloi, Chevalier de la Légion d'Honneur, etc.

COMBAL,

Professeur-Agrégé à la Faculté de Médecine, Médecin en Chef de
l'Hôpital-Général, Chevalier de la Légion d'Honneur, etc.

CHARLES GOLFIN,

Docteur en Médecine.

*Vos soins persévérants ont disputé ma jeunesse aux
étreintes de la mort; permettez-moi de grouper ici vos
noms pour vous témoigner toute ma reconnaissance,
expression affaiblie de l'attachement sans bornes que
mon cœur vous a voué.*

A. SELSIS.

A TOUS MES PARENTS.

Dévouement.

A TOUS MES AMIS.

*Ne cherchez pas vos noms ici, ma
mémoire pourrait me faire défaut,
mais mon cœur ne saurait oublier!*

A. SELSIS.

INTRODUCTION

Il n'est pas de question plus simple, en apparence, que celle de l'érysipèle. Cette maladie est si commune, qu'il semble de prime-abord que son étude ne doit présenter aucune difficulté. Pourtant il n'en est rien. Que de points, en effet, ne reste-t-il pas encore à éclaircir ! Qu'il nous suffise, pour en être convaincu, de rappeler les controverses auxquelles a donné lieu l'existence d'un érysipèle médical et d'un érysipèle chirurgical, la différence qui paraît exister entre certaines espèces d'érysipèles, l'importance exagérée que quelques médecins accordent aux causes locales externes dans la pathogénie de cette maladie ; la gravité inexplicable qu'elle affecte dans divers cas, les accidents auxquels sa tendance envahissante expose les malades, la divergence d'opinions qui règne encore parmi les médecins sur la nature et le traitement de cette maladie, etc., etc.

Ce sont là, assurément, tout autant de points qu'il serait très-intéressant d'élucider. Un moment nous en avons eu la pensée, mais une pareille entreprise eût été, certes, bien au-dessus de nos forces : aussi laissons-nous une pareille tâche à ceux qui ont pour eux l'autorité de l'expérience et de l'enseignement. Notre intention est de ne considérer qu'un côté de la question, et de soumettre à l'approbation de nos Juges quelques réflexions sur l'érysipèle de la face envisagé comme une fièvre éruptive.

Cette opinion, émise par quelques auteurs anciens, professée par l'École de Montpellier, trouve un éloquent défenseur dans la chaire de clinique médicale. Puissions-nous, dans cette esquisse rapide, avoir su bien interpréter les savantes leçons faites à l'hôpital Saint-Éloi par M. le professeur Dupré !

Tous les médecins ne partagent pas cette manière de voir. Au lieu de regarder l'érysipèle comme un état morbide général, dont le travail cutané n'est que la détermination, beaucoup, en effet, l'envisagent comme une phlegmasie purement locale, réclamant un traitement local. Pour eux, il n'y a rien au-delà des phénomènes qui tombent sous les sens. Cette opinion est très-erronée : n'admettre dans l'érysipèle qu'un travail local, phlegmasique, et faire reposer le traitement sur cette seule donnée, c'est dénaturer l'observation et s'exposer, en pratique, à de graves mécomptes.

Une telle erreur, soutenue par l'École anatomique,

tient, sans nul doute, à la grande valeur que les adeptes de cette École accordent aux symptômes locaux et à l'anatomie pathologique, au mépris des symptômes généraux, des causes, de la marche des maladies et de toutes les données de l'observation.

Qu'on ne nous prête pas la pensée de nier l'importance de l'anatomie pathologique : nous reconnaissons parfaitement les services qu'elle peut rendre au point de vue du diagnostic et du traitement de certaines maladies ; mais ce que nous lui contestons, c'est la prétention de vouloir, à elle seule, constituer toute la science, dont elle ne doit être qu'une branche, au même titre que l'étiologie et la symptomatologie.

Pour caractériser un état morbide, en effet, il ne faut pas s'appuyer seulement sur les lésions anatomiques, pas plus que sur toute autre donnée prise isolément ; il convient d'interroger toutes les parties dont se compose l'histoire d'une maladie. Les conditions individuelles et extérieures qui concourent à sa formation, les phénomènes morbides par lesquels elle se manifeste, la marche qu'elle suit dans son développement, les désordres anatomiques qu'elle suscite dans la texture de nos tissus, enfin les méthodes thérapeutiques qu'elle réclame, sont tout autant de données qu'il importe d'apprécier à leur juste valeur, si on veut avoir une notion exacte du fait morbide.

En procédant ainsi, on peut se promettre d'embrasser dans toute son étendue le problème médical et d'arriver à une thérapeutique rationnelle.

Tels sont les principes généraux qui nous ont guidé dans la composition de notre travail.

Nous le divisons en trois parties principales :

La première partie est consacrée à l'étude de l'érysipèle au point de vue du diagnostic et du pronostic ; nous examinons successivement la définition, les divisions, les causes, les symptômes, les lésions anatomiques, etc.

Dans la deuxième partie, nous cherchons à déterminer quelle est sa nature ; après avoir montré qu'on doit rejeter l'idée d'une phlegmasie locale, et qu'on ne peut, dans tous les cas, rattacher l'érysipèle à une irritation saburrale, nous établissons ses rapports avec les fièvres éruptives.

Enfin, la thérapeutique est l'objet de la troisième partie ; nous y étudions les moyens qui s'adressent à la nature de la maladie, aux complications et aux symptômes.

DE

L'ÉRYSIPÈLE DE LA FACE

CONSIDÉRÉ

COMME UNE FIÈVRE ÉRUPTIVE

—∙⟨∙⟩∙—

PREMIÈRE PARTIE

DIAGNOSTIC.

———

CHAPITRE PREMIER

Étymologie. — Synonymie. — Définition. — Division.

On n'est pas d'accord sur l'étymologie du mot *érysi-pèle*. Il vient, selon nous, du mot grec ἐρύω, je tire, et πέλας, auprès. Cette dénomination est basée sur ce fait important, que l'érysipèle affecte une marche envahissante et gagne les tissus de proche en proche. D'autres, n'ayant en vue que la coloration rouge de l'érysipèle, le font dériver de ἐρυθράς, rouge, et πελος ou πελα, peau, écorce. De ces deux opinions, la première nous paraît préférable ; elle repose sur un caractère spécial de l'érysipèle : c'est la tendance qu'a cette maladie à envahir de proche en proche les téguments voisins. La rougeur, étant un phénomène commun à bien d'autres maladies, a nécessairement une valeur bien moins grande.

Cette maladie a reçu différentes dénominations de la part des auteurs qui l'ont décrite. Nous croyons utile de les rappeler. Les principales sont : ἐρυσιπελας, Hippocrate ; *erysipelas* , les Latins ; *ignis sacer*, Celse ; *febris erysipelacea*, Hoffmann, Vogel, etc.; *febris erysipelatosa* , Sydenham , Rosa , Sennert; *erysipelas* , Sauvages , Linné , Cullen ; *érysipèle* , les médecins français.

L'érysipèle est une fièvre exanthématique non contagieuse, caractérisée par une rougeur vive de la peau, disparaissant momentanément sous la pression , s'accompagnant de dureté avec léger gonflement , ayant une grande tendance à s'étendre de proche en proche, et se terminant généralement par desquamation.

Cette définition, sans être trop longue , nous paraît avoir le mérite d'indiquer la nature de l'érysipèle et de signaler les principaux caractères qui la distinguent des autres fièvres éruptives. Il nous resterait à reprendre chacun des termes de la définition, afin d'en justifier la valeur. Nous nous en dispensons, espérant que cela ressortira suffisamment de l'ensemble de notre travail.

Les divisions que l'on peut adopter dans l'étude de l'érysipèle, varient suivant le point de vue auquel on se place. Bateman, Alibert, M. Rayer, Cazenave et Schœdel, Sanson, n'envisagent que l'état local ; Pinel, Chomel et M. Blache, M. Grisolle, tiennent compte en même temps des complications générales. Il serait trop long d'exposer les diverses divisions admises par ces auteurs ; nous allons nous contenter d'indiquer celles que nous admettons.

Prenant pour point de départ la nature de la maladie, nous distinguons :

1º Un *érysipèle vrai*, *essentiel* ;

2º Un *érysipèle faux*, *symptomatique*.

Le premier constitue une véritable fièvre éruptive, ainsi que nous chercherons à le prouver ; le second n'est autre chose qu'un érythème.

Cette division avait déjà été établie par Chélius, Sauvages, Cullen, etc. Elle est également admise par Hufeland : « Il faut bien distinguer, dit-il, le véritable érysipèle du faux, qui n'est qu'un épiphénomène de plaies ou autres lésions extérieures [1]. »

Ces deux maladies n'ont de commun que le travail local ; au fond, elles diffèrent essentiellement. En effet,

---

[1] Hufeland ; Médec. pratiq., pag. 171.

l'érysipèle vrai est précédé par une fièvre caractéristique ne pouvant être rattachée à une lésion antécédente quelconque. Dans l'érysipèle faux, le travail cutané est purement local; ce n'est autre chose qu'un processus morbide que le système vivant conçoit après certaines provocations [1]; il n'exige pas de fièvre préparatoire, si la fièvre existe, elle lui est postérieure et tout à fait indépendante. En résumé, dans le premier cas, l'état local dépend de l'état général; c'est l'inverse dans le second cas.

L'érysipèle faux se montre habituellement chez les individus cachectiques; on l'observe à la fin des maladies chroniques. Cette espèce d'érysipèle complique les hydropisies et contribue le plus souvent à hâter la mort. Il affecte, en général, comme siége de prédilection, les jambes ou toute autre région que la face.

Il peut se développer à la suite de certaines provocations. Nous citerons comme exemples les deux faits suivants, que l'on trouve consignés dans la thèse de M. le professeur Jaumes.

M. Récamier, disent MM. Trousseau et Pidoux [2], nous a souvent cité l'histoire d'une dame à laquelle on ne pouvait donner un atome de mercure sans développer un érysipèle fort grave.

---

[1] Jaumes; Les maladies éruptives aiguës sont-elles des affections essentielles? 1848, pag. 64.

[2] Traité de thérapeutique, tom. II, pag. 146, 1re édit.

Le deuxième fait est dû à M. le professeur Ribes.
Un individu était fort gourmand d'œufs de brochet :
chaque fois qu'il en mangeait, une éruption érysipélateuse très-vive et très-étendue ne tardait pas à se
montrer et constituait une véritable maladie. La con-
voitise du sujet l'a amené souvent à recommencer l'expérience, et toujours les résultats ont été les mêmes [1].

Dans ces deux cas, l'éruption offrait seulement les
apparences du véritable érysipèle : c'était une éruption provoquée sympathiquement par l'ingestion du
mercure et des œufs de brochet.

Revenons à l'érysipèle vrai, qui seul doit nous occuper ; au point de vue de ses tendances heureuses, il
peut être *critique* ou *métasyncritique*.

De tout temps on a vu un érysipèle inattendu mettre
fin à des états morbides aigus, quelquefois même chroniques.

Des inflammations du poumon et du foie, des asthmes,
des jaunisses invétérées, ont été jugés avantageusement par l'apparition d'un érysipèle.

Double affirme que des érysipèles fréquents se montrent à l'avantage des malades, dans les phlegmasies
chroniques du foie, du poumon ; il admet également
que chez les femmes atteintes d'un engorgement de la
matrice, on voit souvent se déclarer un érysipèle de

---

[1] Jaumes, *loc. cit.*, pag. 69.

la face à l'époque de la cessation des menstrues. Cet érysipèle, ajoute cet auteur, est le garant assuré de la favorable issue que trouvera cette laborieuse opération de la vie [1]. *Ac novi alios morbos*, dit F. Hoffmann, *præsertim asthma convulsivum nec non colicam convulsivam*, *erysipelate superveniente*, *fuisse feliciter sublata* [2].

L'érysipèle simple peut aussi amener la solution d'une maladie aiguë. M. Hubert Rodrigues raconte qu'un érysipèle du cuir chevelu, suivi d'une suppuration abondante et d'escarres, tourna au profit d'un jeune homme qui présentait tous les signes d'une méningite avec épanchement [3]. P. Frank a vu, à l'hôpital de Milan, plusieurs malades atteints de fièvre gastrique nerveuse, guérir par l'apparition d'un érysipèle à la face [4].

Il ne faut pas croire que tout érysipèle qui survient pendant le cours d'une fièvre aiguë soit critique, il arrive souvent qu'il agit à titre de complication, et rend le pronostic plus grave. Dans l'épidémie de Naples décrite par Sarcone, l'érysipèle, loin de juger la maladie régnante, l'aggravait et rendait la mort plus prompte.

---

[1] Double; Sém. gén., tom. III, pag. 353.
[2] Hoffmann; *De feb. erysip.*, § X.
[3] Clinique médicale de Montpellier, pag. 70.
[4] Médecine pratique, tom. I, pag. 241.

Pour être critique, cet exanthème doit remplir certaines conditions : il importe qu'il arrête les phénomènes morbides antérieurs à son développement. Si
malgré son apparition, la fièvre et les symptômes de
la maladie première continuent leur évolution, ne
comptez pas sur la tendance heureuse de l'érysipèle.

L'érysipèle survenant sur un point de la peau où siégeait déjà un travail phlegmasique, peut modifier
avantageusement ce dernier, ou bien l'aggraver. Dans
le premier cas, il y a métasyncrise.

L'exanthème détermine un changement profond dans
la vitalité des parties intérieures et provoque la guérison.

On a signalé des ophthalmies, des blépharites gra-
nuleuses guéries par un érysipèle (M. Dupré, Leçons
orales). Des engorgements ganglonnaires de nature
scrofuleuse, des lichens, des mentagres, des lupus
même ont disparu sous son influence. On l'a vu
améliorer le chancre phagédénique à tel point, que
M. Ricord prétend que l'érysipèle est dans ce cas
le spécifique du chancre, au même titre que le mercure pour la syphilis. M. Sabatier (d'Orléans), dans
une thèse remarquable, soutenue à Paris en 1831,
cite un grand nombre de faits, observés à l'hôpital
Saint-Louis, qui prouvent que l'apparition de l'érysipèle a suffi pour guérir des vésicules, des papules,
des pustules ; bien plus, cet exanthème a pu résoudre

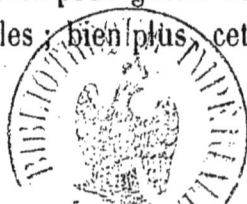

des tubercules scrofuleux et syphilitiques, et amener
la cicatrisation de dartres rongeantes.

Il est d'autres divisions qu'on peut établir dans l'é-
tude de l'érysipèle ; nous allons les mentionner rapidement, leur attachant une importance secondaire.

Ainsi, au point de vue des conditions qui président
à son développement, il est spontané ou provoqué ;
sporadique, endémique ou épidémique.

D'après son mode de développement, il est simple
ou compliqué ; les complications sont générales ou
locales.

Sous le rapport du siége, il est externe quand il occupe la face, interne lorsque la fluxion érysipélateuse
a envahi un organe interne, soit que la lésion viscérale ait eu lieu avant le développement de l'exanthème
à la peau, soit qu'elle coïncide avec sa disparition. Il
est primitif quand il débute par la face, consécutif lorsque l'éruption n'envahit cette dernière qu'après s'être
déjà manifestée ailleurs.

Relativement à son siége, on le dit fixe, serpigineux
ou ambulant.

Enfin, les phénomènes locaux eux-mêmes permettent de décrire un érysipèle phlycténoïde, œdémateux,
phlegmoneux. Nous verrons plus tard le sens qu'il
faut attacher à chacune de ces dénominations.

CHAPITRE II.

Étiologie.

Dans le sens absolu du mot, la seule cause capable d'engendrer l'érysipèle réside dans les forces de la vie; toutes les autres influences ne sont que des conditions pouvant favoriser plus ou moins le développement de la prédisposition, ou bien provoquer l'apparition de la maladie.

Ces conditions, que nous allons étudier, sont les unes prédisposantes, les autres occasionnelles.

A. Causes occasionnelles.

Elles peuvent provenir du sujet, ou résulter de l'influence exercée sur l'individu par les agents modificateurs externes.

1° *Tirées de l'individu.* — L'hérédité paraît jouer un certain rôle dans le développement de cette maladie; on cite des faits dans lesquels la prédisposition à contracter l'érysipèle a été transmise héréditairement des parents aux enfants. Actuellement, nous observons, dans les salles de la clinique, un sous-officier qui présente un érysipèle de la face, et dont la mère a le singulier privilége d'être souvent atteinte de cette maladie.

L'érysipèle peut se montrer à tout âge, depuis les premiers jours de la vie jusqu'à l'âge le plus avancé. Toutefois, il est bon de remarquer que, suivant les diverses périodes de la vie, l'érysipèle affecte de préférence un siége déterminé. Ainsi, chez les adultes, c'est l'érysipèle de la face qui est plus commun ; chez les nouveau-nés, on observe plus souvent celui de l'ombilic ; il se manifeste plutôt sur le tronc chez les jeunes enfants, et sur les membres inférieurs chéz les vieillards.

L'érysipèle de la face est plus fréquent chez la femme que chez l'homme ; cela tient, sans doute, à la finesse, à la susceptibilité plus grande de la peau, et surtout aux troubles dans les fonctions menstruelles, qui rendent chez la femme les mouvements fluxionnaires plus faciles. Sur 20 cas d'érysipèle observés par P. Frank, on trouve 16 femmes. Les autres observateurs n'ont pas obtenu une proportion aussi grande. Chomel a soigné 13 femmes sur 20 malades atteints d'érysipèle, et M. Louis a rencontré 25 femmes sur 43 cas d'érypèle de la face. Enfin, d'après Chomel et M. Blache, les femmes n'étaient qu'au nombre de 326 sur les 633 malades atteints d'érysipèle qui ont été envoyés dans les hôpitaux de Paris par le Bureau central, pendant les années 1830 et 1831.

On ne connaît pas bien quelle est la part qu'il faut faire à la constitution et au tempérament dans la pathogénie de l'érysipèle; toutefois, on peut affirmer

que leur influence s'exerce plutôt sur les complications que sur l'érysipèle lui-même. Inutile de dire
que l'individu fort, pléthorique, disposera à la complication inflammatoire; que chez les sujets faibles,
cachectiques, la complication adynamique prévaudra,
et que chez les individus bilieux on observera de préférence la complication bilieuse.

Tout ce qui modifie la bile et l'altère fait naître
aussi la prédisposition. Il paraît, dit Roucher[1], autant
qu'il est possible d'en juger par l'observation, que tout
ce qui peut épaissir la bile et la rendre âcre peut
causer l'érysipèle. Les anciens croyaient que la bile
allait se fixer sur la peau et amenait une inflammation
érysipélateuse. Bianchi affime qu'il n'y a jamais érysipèle sans acrimonie bilieuse. Ces opinions sont trop
exclusives. On voit des érysipèles sans altération de
la bile; celle-ci, lorsqu'elle existe, n'agit qu'à titre de
condition capable de favoriser le développement de
l'érysipèle.

2o *Tirées du milieu.* — L'influence des climats et
des saisons n'est pas encore bien établie. Hippocrate
fait observer, dans la quatrième constitution, que les
érysipèles furent très-fréquents pendant un été chaud
et humide. Sydenham vit également que l'érysipèle
se manifestait surtout pendant l'été. Les érysipèles dont

[1] Méd. clinique, pag. 148.

parle Roucher dans sa *Médecine clinique*[1] se montrèrent particulièrement à la fin de l'été de 1793, qui fut très-chaud et humide. Storck observa en automne les érysipèles dont il parle dans son *Annus medicus*[2]. S'il faut en croire J. Frank, ils sont plus communs en hiver. Chomel et M. Blache prétendent, au contraire, qu'on les voit plus fréquemment au printemps et surtout pendant l'automne. Cette divergence d'opinions montre l'incertitude dans laquelle on est encore sur le véritable rôle des saisons. Il en est de même pour les climats; nous ne possédons à cet égard aucune donnée positive.

Quelques auteurs considèrent l'alimentation comme une cause prédisposante de l'érysipèle. Ils croient que l'abus des liqueurs fortes, des aliments grossiers, âcres et de mauvaise qualité, suffit pour expliquer le développement de cette maladie dans certaines localités. Ainsi, au rapport de Bontius, cet exanthème est très-commun dans les Indes, et, selon le témoignage de Prosper Alpin, chez les Égyptiens. Toutefois, Chomel et M. Blache pensent que ces assertions ne sont démontrées ni même appuyées sur un certain nombre de faits.

L'observation démontre que l'érysipèle peut atteindre d'une manière épidémique un grand nombre d'indi-

[1] Méd. clinique, pag. 144.
[2] *Annus medicus*, pag. 99.

vidus sains ou malades , indépendamment de toute cause appréciable. Il en est, dans ces cas, de l'érysipèle, comme de toutes les maladies qui sévissent sous la forme d'épidémies. Leur développement a lieu sous l'influence de causes mystérieuses qui échappent à notre investigation. Il faut alors faire intervenir le *quid divinum* dont parle Hippocrate.

Plus souvent ils règnent d'une manière *endémique*: c'est ainsi qu'on les voit se répandre d'une manière pour ainsi dire fatale sur la population d'une localité, d'un hôpital, ou bien d'une des salles de celui-ci. Dans ces cas, le développement de la maladie est spontané, mais bien souvent il est provoqué par la moindre irritation cutanée. C'est ainsi que, dans de telles circonstances, le moindre traumatisme est suivi d'érysipèle. C'est le cas de dire que la plus petite solution de continuité est une porte ouverte à la maladie. L'ouverture d'un abcès, l'application d'un séton, une saignée, un vésicatoire, etc., sont autant de conditions qui appellent la maladie régnante.

C'est le moment de parler de la contagion et d'examiner si l'érysipèle est susceptible de revêtir cette qualité. Nous ne le pensons pas, bien que cette doctrine ait rencontré de chauds partisans en Angleterre. Ainsi, Willan rapporte qu'un enfant atteint d'érysipèle le communiqua à sa mère, qui lui donnait le sein. D'autres citent des cas d'érysipèle contractés en soignant des malades atteints de cette maladie. Malgré les faits invoqués à l'appui de cette opinion, la majorité des médecins ne croit pas à la contagion. «Parmi les milliers d'exemples d'érysipèle que j'ai vus, dit J. Frank, pas un seul n'arguait en faveur d'une cause contagieuse.» Alibert, Chomel, M. Rayer rejettent l'idée de la contagion. Nous pensons que l'influence épidémique suffit pour expliquer les faits qu'on a mis sur le compte de la contagion.

B. Causes occasionnelles.

Nous venons de voir les diverses conditions qui favorisent la disposition interne en vertu de laquelle l'érysipèle se développe ; il nous reste à étudier le mode d'action de certaines circonstances qui provoquent l'apparition de l'exanthème chez ceux qui sont déjà prédisposés.

Ces causes sont, les unes internes ou indirectes, les autres externes ou directes.

L'érysipèle peut se manifester à la suite des fortes passions de l'âme, du chagrin, de la colère, de la peur. Fallope cite l'exemple d'une femme qui ne pouvait se mettre en colère sans voir survenir un érysipèle sur le nez[1]. J. Frank a vu un enfant qui, ayant été épouvanté d'une rixe survenue entre ses parents,

---

[1] Fallope; *Opera omnia*, tom. II, pag. 100.

fut pris à l'instant même de fièvre, et le lendemain d'un érysipèle à la face[1].

Les troubles de la menstruation agissent aussi à titre de causes provocatrices de l'érysipèle. Il se montre fréquemment à l'époque de la ménopause comme suppléant des règles (Hufeland). Il peut être produit encore par les évacuations sanguines supprimées, la répercussion des exanthèmes, etc.

Un froid subit succédant à une grande chaleur, la suppression de la transpiration, la chaleur intense de l'été, l'insolation, l'humidité de l'air, peuvent également l'occasionner. Lorry[2] a vu un homme être pris d'un érysipèle à la face, après avoir eu la tête trop longtemps exposée au soleil, tandis qu'il avait le corps plongé jusqu'au cou dans l'eau. Il a connu également un militaire qui voyait se développer un érysipèle toutes les fois qu'il restait exposé à un air humide.

De toutes les causes occasionnelles, les irritations locales sont, sans contredit, celles qui, dans une très-grande proportion, provoquent le plus souvent le développement d'un érysipèle. On ne doit pas perdre de vue, dit Hufeland, qu'un véritable érysipèle peut être déterminé, par l'irritation que produit une lésion extérieure, à se jeter sur la partie que cette dernière occupe[3]. Dans ces cas, la cause interne de l'érysipèle

1 Prax., tom. II, pag. 76.
2 Lorry ; *De morb. cutaneis.*
3 Hufeland ; Médecine pratique, pag. 171.

existant, la localisation se fait au point où se portaient déjà les mouvements fluxionnaires.

Les irritations de la peau, le frottement, les excoriations, l'excitation trop vive d'un cautère, d'un vésicatoire, d'un séton, une dent cariée appelant un mouvement fluxionnaire vers la joue, une ulcération herpétique, une piqûre, un traumatisme quelconque, telles sont les principales causes locales externes qu'on peut signaler. Nous avons vu, en mars 1860, dans le service de M. le professeur Dupré, un érysipèle de la face survenir à l'occasion d'un séton à la nuque.

Tous les auteurs sont unanimes à reconnaître l'influence des causes externes, mais le désaccord arrive quand il s'agit d'interpréter leur véritable rôle. Certains ont eu le tort, en effet, de leur accorder une importance trop grande. Ainsi, M. Piorry nie l'existence des érysipèles spontanés, et affirme formellement que tout érysipèle est le résultat d'une cause externe. Si on examine attentivement, dit-il, toutes les observations d'érysipèle, on remarque que c'est toujours à l'entour d'une ulcération, d'une pustule recouverte d'une croûte que se traduisent les premiers indices de la phlegmasie [1].

M. Trousseau ne nie pas la prédisposition, il l'admet, mais il a le tort de faire jouer un trop grand rôle à la cause occasionnelle. Pour lui, l'érysipèle spon-

[1] Gazette des hôpitaux, 1858.

tané est un fait exceptionnel; presque toujours, au contraire, il a pour point de départ, sinon une véritable plaie, du moins une lésion quelque légère qu'elle soit. S'il faut, dit-il, tenir compte de la prédisposition individuelle, et plus encore de l'influence d'une cause générale, dont la nature nous échappe, il est besoin aussi d'une cause occasionnelle déterminante; cette cause a donc une part essentielle, et non pas secondaire, au développement de la maladie [1].

Malgré le profond respect que nous avons pour le talent de praticiens aussi éminents que ceux que nous venons de citer, nous pensons que les causes locales n'ont qu'une valeur tout à fait accessoire; elles ne constituent qu'une simple provocation qui met en jeu la prédisposition. Sans cette dernière, les causes externes seraient tout à fait impuissantes à produire un érysipèle.

M. Jobert de Lamballe est tellement convaincu de cette vérité, qu'il ne craint pas d'écrire les lignes suivantes; nous nous empressons de les reproduire avec d'autant plus de plaisir que M. Jobert de Lamballe est chirurgien, et de plus professeur à la Faculté de Paris. Pour lui, il n'y a pas d'érysipèle traumatique; ce dernier est, ou bien une fièvre éruptive, la plaie jouant le rôle de cause occasionnelle, ou bien un simple érythème. Mais laissons-le parler lui-même : « Dans

---

[1] Trousseau; Clinique médicale, pag. 299.

notre opinion, dit-il, il n'y a pas d'érysipèle traumatique possible, et cette rougeur qui entoure et complique les plaies n'est qu'un érythème purement local, qui disparaît par des soins appropriés. Cependant, je dois dire que la peau fine, les plaies, certaines régions du corps, sont très-favorables à la localisation du mal, proposition autrement juste, autrement vraie que celle qui consiste à envisager les plaies, la peau fine, etc., comme causes de l'affection[1]. »

Écoutons aussi les sages paroles de Chomel et de M. Blache.

«Selon nous, disent-ils, l'érysipèle n'est jamais le résultat d'une cause externe, ou, du moins, si quelquefois une cause externe concourt à sa production, elle n'a qu'une part secondaire à son développement; elle suppose le concours d'une cause interne, d'une disposition particulière que nous ne connaissons pas[2].»

M. Trousseau lui-même, malgré l'importance qu'il attache à la cause locale, ne peut s'empêcher de reconnaître l'existence de cette cause interne.

«Il y a, écrit le savant professeur de Paris, incontestablement certaines conditions, un je ne sais quoi dans l'air, qui disposent les individus à prendre, sous l'influence de causes occasionnelles, des érysipèles

[1] Gazette des hôpitaux, 1858.
[2] Dictionnaire de médecine, tom. XII, pag. 218.

qui, dans d'autres circonstances, ne se seraient pas développés [1]. »

D'ailleurs, que nous apprennent les faits ? Ne nous prouvent-ils pas que, en temps d'épidémie et même en dehors de toute influence épidémique, l'érysipèle se développe sans qu'on puisse invoquer une cause occasionnelle quelconque ? — Ne disent-ils pas également que, lorsque cette dernière existe, elle n'est pas toujours la même et qu'elle peut se montrer bien des fois, soit sur le même malade, soit sur d'autres personnes, sans qu'elle détermine l'apparition d'un érysipèle ? En effet, la disposition épidémique cessant, les causes locales, qui naguère étaient si puissantes pour produire un érysipèle, perdent toute leur efficacité et exercent désormais impunément leur action.

Concluons donc, avec Chomel et M. Blache, que l'érysipèle épidémique, comme celui qui est sporadique, est principalement dû à une disposition interne, et que les causes occasionnelles n'ont d'autres effets que d'en hâter l'apparition et quelquefois d'en déterminer le siége primitif [2].

[1] Trousseau; Clinique médicale, pag. 298.
[2] Dictionnaire de médecine, tom. XII, pag. 219.

CHAPITRE III.

Symptomatologie.

Les principaux symptômes qui caractérisent l'érysipèle peuvent être divisés en trois périodes distinctes : invasion, éruption, desquamation.

Invasion. — La fluxion érysipélateuse est presque toujours précédée de symptômes fébriles. Nous les avons constatés dans tous les cas que nous avons observés. M. Fenestre, ancien interne des hôpitaux de Paris, dans une thèse pleine d'intérêt sur l'épidémie d'érysipèle qui règne actuellement dans les hôpitaux de cette ville, affirme avoir vu ces prodromes, et dans les cas d'érysipèles spontanés, et dans ceux où il y avait une plaie comme cause occasionnelle. Toutefois, il a remarqué que dans ces derniers faits ils étaient un peu moins accusés.

Cette période prodromique s'annonce par des frissons, du malaise, de la lassitude, de l'agitation, de la fréquence du pouls, de la céphalalgie, de l'anorexie, de l'amertume de la bouche, des vomissements, etc. Mais la fièvre érysipélateuse ne se voit jamais à l'état de simplicité ; elle offre toujours des caractères se rattachant à une fièvre concomitante, soit que celle-ci résulte de la constitution médicale régnante, soit qu'elle dépende des dispositions individuelles du sujet. On comprend, dès-lors, combien les symptômes de la période d'invasion devront être variables. Rien d'étonnant d'observer, suivant les cas, les phénomènes morbides propres à l'affection bilieuse, à l'affection catarrhale ou à l'affection inflammatoire, etc.

Au milieu de cette diversité symptomatique, il est un caractère qu'on retrouve très-souvent et qui est spécial à cette période : il s'agit de l'engorgement douloureux des ganglions lymphatiques qui reçoivent les vaisseaux provenant de la partie qui doit être atteinte d'érysipèle. On l'observe avant que la peau ne présente aucune modification appréciable.

Ce phénomène, sur lequel Chomel surtout a appelé l'attention, permet quelquefois de prédire l'apparition d'un érysipèle. Il précède habituellement l'éruption de un, deux ou trois jours. M. Grisolle l'a vu plusieurs fois devancer la rougeur érysipélateuse de sept et même neuf jours.

Il y a très-souvent une certaine relation entre le nombre des ganglions affectés, leur tuméfaction, leur sensibilité, et la gravité de l'érysipèle futur. Dès que l'érysipèle débute, on voit l'altération des ganglions diminuer et cesser tout à fait.

C'est là un signe précieux pour le diagnostic ; malheureusement il n'est pas constant, on le voit manquer souvent. Nous avons eu occasion d'observer des faits qui présentaient cette exception. D'ailleurs, sa pré-

sence ne doit pas toujours faire penser à l'érysipèle ;
car l'angine, les parotides, s'accompagnent souvent
de l'engorgement douloureux des ganglions.

La fièvre qui, comme nous l'avons dit, s'allume
dès le début, présente habituellement des exacerbations
tous les soirs, caractérisées par de la céphalalgie, de
l'assoupissement et parfois du délire.

Éruption. — Elle s'annonce par une rougeur plus
ou moins limitée, dont la teinte varie depuis le rose
tendre jusqu'au rouge violacé. Obscure et circonscrite
dès le début, elle devient plus tranchée dans le cours
de la maladie et s'étend de proche en proche sur les
parties voisines. Elle disparaît ou diminue par la pression du doigt, et reparaît lorsqu'on cesse la compression.

La peau où siége cette rougeur offre une tuméfaction manifeste qu'on apprécie surtout par le toucher.
Celui-ci permet de constater que la peau, épaissie dans
les points envahis, forme un bourrelet sur les limites
de la rougeur. Si, dans les parties atteintes par l'exanthème, le tissu cellulaire est très-lâche, la tuméfaction
devient plus considérable ; il en est de même lorsque
l'inflammation se propage au tissu cellulaire.

La peau affectée d'érysipèle est tendue ; elle devient
lisse au toucher et présente à la vue l'aspect luisant.

Elle est habituellement le siége d'une douleur ten-
sive, prurigineuse, que la pression exaspère. Tantôt

cette douleur est permanente, tantôt elle ne se montre que par intervalles; elle s'accompagne d'une chaleur plus ou moins vive.

L'éruption débute ordinairement sur le nez, les lèvres ou les joues; elle se borne à ces points-là ou à l'une des moitiés de la face. Dans la plupart des cas, toute la figure est envahie par le mal, qui souvent s'étend même au cuir chevelu. Parfois le gonflement est tel, que les traits deviennent méconnaissables; les paupières, tuméfiées, œdémateuses, s'ouvrent à demi ou couvrent complètement l'œil. Les lèvres sont fortement épaissies, contournées; elles rendent l'articulation des sons difficile, impossible même. Lorsque les oreilles sont affectées, l'ouïe est plus ou moins modifiée; il n'est pas rare d'observer la surdité.

L'érysipèle du cuir chevelu présente quelques particularités qu'il faut connaître; Chomel a surtout insisté sur les phénomènes spéciaux à cet érysipèle. Ainsi, la rougeur manque ou bien elle est très-légère; toutefois, si l'individu est chauve, la rougeur est semblable à celle qui accompagne l'érysipèle des autres points du corps. Les seuls signes qui puissent éclairer le diagnostic, sont une douleur vive qui augmente par le contact du doigt, et l'infiltration œdémateuse du tissu cellulaire démontrée par la dépression qu'on détermine en comprimant avec la pulpe du doigt la région douloureuse.

L'éruption s'accompagne quelquefois de petites vésicules semblables à celles de l'eczéma, on dit alors que l'érysipèle est *eczémateux*; s'il y a des vessies, des ampoules, on l'appelle *phlycténoïde* ou bulleux ; il est *pustuleux* lorsque le liquide qui est sous l'épiderme est purulent. Au lieu du pus, on trouve quelquefois du sang épanché sous l'épiderme.

L'éruption se termine souvent dans le lieu où s'est fait son développement primitif, l'érysipèle est alors *fixe*. Dans la majorité des faits, il a une tendance incessante à envahir de nouvelles surfaces, et s'étend de proche en proche aux parties voisines; il a reçu, dans ces cas, le nom d'érysipèle *serpigineux*. Enfin, plus rarement, il se porte tout d'un coup dans une région éloignée du siége primitif, tout en respectant les parties intermédiaires, on le nomme *ambulant*.

Indépendamment des phénomènes locaux que nous venons de décrire, il y a des symptômes généraux qui sont à peu près les mêmes que pendant la période d'invasion. Ainsi, il y a du malaise, de la faiblesse, de la céphalalgie, de l'agitation, du délire, de la soif, de l'inappétence, de la fréquence du pouls, etc.

Il convient de signaler les rapports de la fièvre avec l'éruption. Dans les fièvres exanthématiques, le mouvement fébrile, qui trouve sa crise dans le travail cutané, cesse dès que l'éruption s'est effectuée; dans l'érysipèle, la fièvre persiste quelque temps encore; l'explication est aisée à trouver. Dans les autres fièvres exanthématiques, l'éruption se fait tout d'une pièce;

dans l'érysipèle, elle a lieu par gradation, par pous-
sées successives, qui exigent chacune un mouvement
fébrile préalable.

Desquamation. — Après une durée de quatre ou
cinq jours, la tension de la peau perd de son intensité,
la rougeur pâlit, elle est remplacée par une teinte jaunâtre ; la douleur et la chaleur disparaissent ; la fièvre
diminue et se suspend ; l'épiderme se ride, il se dé-
tache sous la forme d'une poussière blanchâtre, ou
bien il se soulève sur une étendue plus ou moins
grande et se sépare par lambeaux.

Lorsqu'il y a des vésicules, celles-ci se déchirent,
le liquide se résorbe en partie, le reste se concrète,
l'épiderme durcit et forme une croûte qui présente un
aspect variable, et tombe au bout de plusieurs jours.

Pendant quelque temps, les tissus restent bleuâtres,
empâtés, œdémateux ; peu à peu la peau reprend sa
couleur et sa souplesse normales.

La terminaison de l'érysipèle par résolution avec
desquamation s'observe le plus ordinairement. Dans
quelques cas rares, c'est par délitescence qu'il se termine. La disparition brusque de l'exanthème a lieu
quelquefois sans que ce dernier laisse nulle part des
traces de son passage, mais souvent elle est suivie
de la lésion d'un viscère interne ; il y a alors une
véritable métastase. Nous étudierons ces lésions à pro-

pos des complications ; mais hâtons-nous de dire que
la lésion viscérale, malgré l'assertion de Chomel et de
M. Grisolle, est la conséquence et non la cause de la
disparition de la fluxion érysipélateuse.

La marche de l'érysipèle est en général rapide. Il est
rare, lorsqu'il est simple, qu'il dure plus de neuf jours;
souvent même il parcourt toutes ses périodes dans
un espace de temps encore plus court. Néanmoins,
comme l'érysipèle a une tendance envahissante et que
de nouveaux points sont affectés alors que la desquamation a déjà eu lieu dans les parties primitivement malades, il en résulte que la durée de cet exanthème est très-variable. Les complications en rendent
également la durée plus longue.

Contrairement à ce qui a lieu dans les fièvres éruptives, l'érysipèle a une grande tendance à récidiver.

Presque toujours, l'érysipèle occupe dans ses récidives les mêmes parties. Le plus souvent il apparaît
à des intervalles irréguliers; chez quelques personnes,
il se montre à des époques déterminées. Frank a vu
un érysipèle se déclarer tous les mois chez la même
personne. Lorry a connu un homme qui deux fois
chaque année, vers l'un et l'autre équinoxe, était atta-
qué d'érysipèle[1].

Les récidives sont plus fréquentes chez les vieillards,

[1] Lorry; *loc. cit.*, pag. 195.

les individus faibles ou cachectiques, chez les femmes
et surtout chez celles qui sont parvenues aux approches
de l'âge critique. Il faut faire aussi la part des causes
locales, telles que la débilité de la peau, les troubles de
la transpiration, et probablement certaine disposition
locale qui encore n'est pas bien connue. M. le professeur Jaumes, se demandant comment on peut expliquer
les récidives qui se succèdent dans certaines fièvres
éruptives, pense qu'il faut reconnaître dans ces faits,
en premier lieu une facilité à recommencer le travail
morbide déjà accompli une ou plusieurs fois, facilité
qui naît de l'habitude contractée de certains mouvements et qu'on remarque dans les maladies qui,
comme l'érysipèle, sont sujettes à récidiver ; et de
l'autre part, la faculté de reproduire une même affection spontanée acquise par l'économie et qui a revêtu
le caractère permanent de la diathèse. Ces deux choses
peuvent exister seules ou en même temps, et se com-
biner à des degrés variables [1].

CHAPITRE IV.

Complications.

L'étude des complications de l'érysipèle est de la
plus haute importance au point de vue thérapeutique ;
elles sont, les unes générales, les autres locales.

[1] Jaumes, *loc. cit.*,

Complications générales. —Parmi les états morbides
généraux qui peuvent compliquer l'érysipèle, les fièvres
saisonnières sont celles qu'on observe le plus ordinairement ; aussi la nature de la complication variera
suivant les conditions individuelles et suivant les qua-
lités atmosphériques. On ne saurait refuser à l'état
gastrique une certaine prédilection à compliquer l'érysipèle. Ce sont là les cas les plus fréquents; mais ils
ne sont pas les seuls. On a vu la fièvre catarrhale, la
fièvre inflammatoire même, coexister avec l'érysipèle.
Il découle également des faits observés par les auteurs,
que les états ataxique et adynamique peuvent également le compliquer.

L'affection inflammatoire, avons-nous dit, complique
parfois l'érysipèle. On observe quelquefois , dit Grimaud, des érysipèles accompagnés d'une fièvre qui
avait tous les caractères d'une fièvre inflammatoire, et
qui n'exigeaient par conséquent que les remèdes antiphlogistiques [1]. On doit donc admettre cette complication , bien que de Ziegler la mette en doute dans sa
dissertation (*De feb. erysip.*, pag. 14). Elle se montre
lorsque l'érysipèle survient après des froids excessifs
ou vers l'équinoxe du printemps; on a surtout occasion de la constater chez les individus jeunes, robustes,
vigoureux, sanguins, usant d'une alimentation copieuse

[1] Traité des fièvres, tom. II, pag. 389.

et succulente. Elle se reconnaît à l'injection de la face
et des yeux, à l'intensité de la céphalalgie, à la fréquence et à la dureté du pouls, aux pulsations fortes
et précipitées des artères temporales, etc. De plus,
l'éruption elle-même offre plus de rougeur, de dureté
et une tendance plus marquée à s'étendre dans le tissu
cellulaire.

Personne ne refuse d'admettre la complication gastrique; on en trouve des exemples dans Stoll [1].

A Montpellier, cette complication s'observe très-
fréquemment. Les érysipèles dont parle Roucher dans
sa *Médecine clinique* étaient presque tous associés
à une affection gastrique. L'amertume de la bouche,
la coloration jaune de la face, l'enduit de la langue,
les envies de vomir, les vomissements de matière bilieuse jaune et amère, constituent les principaux
symptômes qui nous permettront de reconnaître une
pareille association.

L'affection catarrhale, si commune dans la zone
tempérée, coexiste fréquemment avec la fièvre érysipélateuse. Le printemps et l'automne, les transitions
brusques de température, les lieux bas et humides,
prédisposent à cette complication. Lorsqu'elle existe,
on voit s'ajouter aux symptômes propres à l'érysipèle,

[1] Médecine pratique, tom. II, pag. 303.

des frissons vagues alternant avec des bouffées de chaleur, des douleurs dans les membres , du coryza , de
l'enchiffrènement, de l'irritation à la gorge et aux
bronches. En outre , la fièvre présente des exacerbations qui ont lieu dans la soirée, à l'entrée de la nuit.

Les états ataxique et adynamique , isolés ou com-
binés , compliquent quelquefois l'érysipèle. La vieil-
lesse , les excès de tout genre , les privations, les
veilles prolongées , sont tout autant de conditions qui
peuvent amener le développement de ces états morbides. Dans ces cas , l'éruption présente une rougeur
violacée , livide , noirâtre , une tuméfaction molle et
une tendance à la gangrène. A ces symptômes locaux ,
se joignent des symptômes généraux d'une gravité ex-
trême , tels que : délire violent , altération des traits,
anéantissement des forces , petitesse du pouls , langue
tremblante , brune , sèche, fendillée ; dents fuligineu-
ses , chaleur vive , tremblotement des tendons , etc.

Les érysipèles qui sévissent actuellement à Paris
paraissent associés à un élément adynamique. Les
symptômes généraux qui accompagnent ces érysipèles,
et qu'on trouve consignés dans la thèse de M. Fenestre,
démontrent l'existence de cette complication ; le traitement institué dans la plupart des cas vient à l'appui
de cette assertion.

Ces complications ne sont pas les seules ; d'autres

affections générales peuvent, suivant les circonstances
et les dispositions du sujet, se joindre à la fièvre érysipélateuse et exister simultanément. Nous nous con-
tentons de signaler seulement la possibilité de pareilles
complications. Il serait sans doute très-intéressant de
montrer l'influence que les états diathésiques peuvent
exercer sur le développement et la marche des érysipèles.

La longueur de notre travail nous fait glisser rapidement sur ce point.

Complications locales. — Nous commençons leur
étude par celles qui sont dues à la disparition du
travail cutané.

Il n'est aucun organe intérieur qui ne puisse se
ressentir de la rétrocession de l'érysipèle. Roucher a
vu la métastase se faire sur le cerveau, le poumon
et la gorge. M. Fenestre a constaté dans l'épidémie de
Paris une pleuropneumonie, cinq bronchites et une
pleurésie, dont le développement coïncida avec la disparition de l'exanthème [1].

Dans les cas de métastase, la maladie ne change
pas de nature, elle ne fait que changer de siége ; on
dit alors qu'elle est *mal placée*, ce qui rend sa gravité
beaucoup plus grande que lorsqu'elle garde son siége
naturel.

---

[1] Fenestre; Thèse citée, 1861.

4

Les sujets nerveux, irritables, à tempérament fluxionnaire, sont disposés aux rétrocessions de l'exanthème ; les émotions morales, l'impression d'un air froid, un traitement défectueux, des topiques répercussifs placés sur les points primitivement fluxionnés, sont des conditions favorables à ces métastases. On les voit survenir principalement dans les cas d'érysipèle ambulant.

Les symptômes par lesquels elles s'annoncent, varient suivant l'organe envahi. Nous allons passer en revue très-rapidement ceux qui se rapportent aux métastases les plus fréquentes.

Lorsque la fluxion érysipélateuse se jette sur le cerveau, le malade ne tarde pas à tomber dans l'assoupissement ou le délire, qui est tantôt doux, tantôt furieux. Dans ce dernier cas, le malade s'agite, le visage est injecté, les yeux étincelants, le pouls fréquent et dur. On trouve dans l'*Annus medicus*, de Storck, un exemple d'une pareille métastase. *In alio ægro,* dit-il, *erysipelas vagum subito cerebrum et meninges occupavit, produxit ferocissimum delirium, convulsiones et enormes capitis dolores, ac paulo post mors supervenit. Ipsa substantia corticalis, aperto cranio, rubra et inflammata deprehensa est* [1].

Lorsque la métastase se fait sur le poumon, on

---

[1] *Annus medicus*, pag. 101.

observe de l'oppression, de la difficulté de respirer, une toux forte et incommode; l'exploration de la poitrine à l'aide des moyens connus, révèle les autres symptômes qui annoncent, soit une pneumonie , soit une pleurésie, soit enfin une bronchite plus ou moins généralisée.

La pneumonie érysipélateuse, décrite par Borsieri, a été dans ces derniers temps, de la part de M. Gubler, l'objet d'un mémoire fort intéressant.

Le cas suivant, qu'on trouve consigné dans le remarquable travail de M. le professeur Dupré, sur les Fluxions de poitrine de nature catarrhale, est un fait de plus qu'on doit ajouter à ceux qu'on avait déjà publiés : la pneumonie consécutive à la rétrocession d'un érysipèle de la face, disparut à la suite du retour de l'érysipèle à son siège primitif.

Une jeune fille de 22 ans, habituellement mal réglée et sujette aux érysipèles de la face, contracte un érysipèle du visage. L'exanthème se montre après trois jours de malaise et de fièvre, phénomènes que la malade attribue au retard de ses règles. Le lendemain de son apparition, l'érysipèle avait disparu. En ce moment l'examen de la poitrine révèle l'existence d'une pneumonie, alors que la veille ce même examen n'avait indiqué rien d'anormal. Sous l'influence de l'infusion d'ipécacuanha, de l'acétate d'ammoniaque et de cataplasmes légèrement sinapisés, qu'on applique aux membres supérieurs et inférieurs, l'érysipèle revient à la face. Dès-lors les phénomènes de la poitrine diminuent et disparaissent deux jours après, tandis que l'érysipèle poursuit sa marche régulière.

L'érysipèle peut se porter sur la gorge et produire tous les symptômes d'une angine.

Les complications locales que nous venons d'étudier ne sont pas toujours dues à une métastase, elles tiennent quelquefois à l'extension du travail érysipélateux de la peau sur un viscère interne. C'est par les ouvertures naturelles que l'exanthème se propage, dans ces cas, du dehors au dedans.

Le fait suivant vient à l'appui de ce que nous avançons ; il a été recueilli par le docteur Goupil en 1852, et consigné par M. Labbé dans sa thèse inaugurale[1].

Il s'agit d'un érysipèle de la face qui, ayant débuté sur la face et le cuir chevelu, se propagea à la muqueuse buccale, au pharynx, au larynx et à la trachée, à quelques bronches, et entraîna la mort. A l'autopsie, on trouva un engouement inflammatoire très-prononcé des deux poumons dans les lobes correspondant aux bronches phlogosées. Au centre du lobe inférieur gauche engoué, on voyait même un noyau d'hépatisation commençante. Dans ce cas, il n'y a pas eu métastase, la maladie a marché de proche en proche de l'enveloppe cutanée jusqu'aux poumons.

[1] Labbé ; De l'érysipèle, 1858, pag. 57.

Si l'on admet les pneumonies érysipélateuses par métastase et par extension, on ne doit pas refuser d'accepter des pneumonies de cette nature, sans exanthème primitif.

Ce sont là les *érysipèles internes* que les anciens avaient admis, et que les modernes ont nié. Lieutaud n'y croyait pas, et cependant Morgagni les avait démontrés par l'anatomie, ainsi que De Haën.

On ne comprend pas qu'on puisse les révoquer en doute. Pourquoi ne pas admettre dans l'érysipèle ce que l'on observe si souvent dans le rhumatisme? On sait, en effet, qu'il y a des péricardites, des méningites, des pleurésies de nature rhumatismale, consécutives à la disparition des douleurs articulaires. Il est reconnu aussi que ces mêmes lésions peuvent exister en même temps que les douleurs articulaires ; elles sont dues alors à l'extension du rhumatisme sur le péricarde, les méninges ou les plèvres. Enfin, on admet encore sans difficulté aucune que le rhumatisme, dans certains cas, provoque *d'emblée*, sans manifestation rhumatismale préalable, des déterminations morbides sur les points indiqués.

D'après l'analogie, pareille chose doit avoir lieu dans l'érysipèle. D'ailleurs, les faits prouvent qu'il en est ainsi. L'exemple que nous choisissons, et qui est emprunté au travail de M. le professeur Dupré, montre la possibilité d'un érysipèle interne se portant d'emblée sur le poumon.

Appelé auprès d'un élève en médecine, malade depuis cinq ou six jours, M. Dupré constate une pneumonie caractérisée localement par de la matité en ar-
rière et en haut, à droite du souffle tubaire, dans les
fosses sus et sous-épineuses, et autour de lui des râles
crépitants fins et secs. La lésion pulmonaire s'accompagne de délire et d'un état gastrique prononcé ; un
vomitif est prescrit. Donné seulement le lendemain, à
cause de l'agitation du malade, il amène des évacuations abondantes par le haut et le bas ; le délire tombe
et les signes stéthoscopiques, si marqués la veille en
haut, sont beaucoup plus accentués à la base du même
côté ; le troisième jour un érysipèle se montre à la face
du côté droit. Dès ce moment, les bruits anormaux de
la poitrine s'effacent ; l'exanthème ne tarde pas à pâlir,
et le malade entre bientôt en convalescence.

L'apparition d'un érysipèle à la peau pendant le cours
d'une pneumonie, et la suspension immédiate de la lésion pulmonaire, démontrent d'une manière péremp-
toire la nature de cette pneumonie. Dans ces cas,
l'érysipèle peut être considéré comme la crise de la
lésion du poumon.

Les pneumonies érysipélateuses, quel que soit leur
mode de développement, offrent certaines particularités. Il est probable, dit M. Labbé, d'après les faits
déjà connus, que le plus souvent la pneumonie érysipélateuse sera double ; elle sera, du reste, en général

constituée plutôt par une bronchite capillaire, une broncho-pneumonie, que par une pneumonie franche avec hépatisation [1].

Nous avons vu que l'érysipèle cérébral s'accompagne de délire. Il ne faut pas croire cependant que lorsque celui-ci existe, on doive le rapporter à une phlegmasie des méninges ; bien souvent ce délire est purement sympathique. Aucune lésion anatomique du cerveau ou des méninges ne peut l'expliquer.

MM. Piorry et Malle [2] ont voulu le rattacher à l'extension de l'inflammation au cerveau et à ses membranes par le tissu cellulaire des paupières et de l'orbite, qu'on trouverait alors toujours suppuré ; mais on peut leur objecter qu'il y a souvent du délire sans abcès des paupières.

De plus, MM. Piorry et Malle citent des cas où l'autopsie n'a révélé aucune lésion du cerveau ni des méninges, alors qu'il y avait suppuration du tissu cellulaire de l'orbite. Le délire peut donc souvent être fonctionnel. Ajoutons que le délire qui se montre sans qu'il y ait disparition de l'exanthème, est beaucoup moins inquiétant que celui qui coïncide avec la métastase de l'érysipèle.

Il faut distinguer également le délire qui se montre

[1] Labbé ; Thèse citée.
[2] Gazette médicale, 1833.

dans la période d'éruption, de celui qui survient quelquefois pendant la convalescence, et auquel M. le professeur Dupré a donné le nom d'*analeptique*. Ce dernier tient à une diète trop rigoureusement observée ; il n'inspire aucune crainte sérieuse. L'usage d'aliments plus abondants et plus substantiels suffit pour le faire disparaître [1].

L'inflammation du tissu cellulaire complique quelquefois l'érysipèle. On a alors une maladie complexe, plus grave que le phlegmon et l'érysipèle considérés isolément, et très-difficile à arrêter dans sa marche. La peau est, dans ce cas, plus tendue, plus dure ; la tuméfaction plus considérable, la rougeur rosée moins intense que dans l'érysipèle simple. Cette inflammation siège plus profondément ; elle détermine une suppuration abondante qui fuse, dissèque les muscles et se propage au loin. Dans l'érysipèle de la face, c'est le tissu cellulaire des paupières qui offre surtout cette complication.

L'érysipèle œdémateux se caractérise par l'infiltration du tissu cellulaire sous-cutané dans les points où ce tissu est lâche. On l'observe principalement chez les individus faibles, lymphatiques.

Il nous reste encore à mentionner certains accidents

[1] Dupré ; Déterminer le rôle que joue le régime alimentaire dans le traitement des maladies, 1852, pag. 99,

de l'érys:pèle, tels que la suppuration, la gangrène et l'ulcération.

De pareilles terminaisons n'ont jamais lieu dans l'érysipèle simple ; on ne les voit que dans les cas où ce dernier se complique, soit d'une inflammation locale, soit d'une affection générale grave.

Les paupières sont le siége de prédilection de la suppuration dans l'érysipèle de la face, mais elle est plus commune dans celui du cuir chevelu. «On a quelquefois vu, dit M. Grisolle, le pus décoller le péricrâne sur une large surface, les os se carier, se nécroser et le tissu cellulaire être entraîné par lambeaux [1]. » Il est curieux de voir, malgré ces désordres, la peau conserver sa vitalité et échapper à la mortification, qui arrive toujours dans l'érysipèle des membres lorsqu'il y a décollement de la peau. Suivant l'explication donnée par Dupuytren, cette particularité est due à la disposition des artères qui, au crâne, rampent entre l'aponévrose et la peau, adhèrent intimement à cette dernière et l'alimentent, malgré la destruction du tissu cellulaire sous-jacent. Ailleurs, l'altération du tissu entraîne la lésion des vaisseaux, des troubles dans la circulation de la peau et sa mortification.

La gangrène dépend surtout de la nature de la fièvre qui complique l'érysipèle ; elle arrive dans les cas où la fièvre concomitante a le caractère adynami-

---

[1] Grisolle ; Pathologie interne, 6e édit., pag. 556.

que. Une peau mince, fine, doublée d'un tissu cellulaire lâche, y prédispose ; aussi la voit-on communément aux paupières.

L'ulcération est aussi au nombre des accidents de l'érysipèle ; mais c'est là un fait rare.

CHAPITRE V.

Anatomie pathologique.

Nous ne partageons pas l'opinion de ceux qui ont prétendu que l'érysipèle ne laissait aucune trace sur le cadavre. Lorsque la mort arrive dans le cours d'un érysipèle, les parties de la peau où il siégeait présentent des altérations particulières qu'on ne saurait nier. Toutefois, on doit reconnaître que ces lésions ne sont pas encore bien déterminées, malgré les progrès de l'anatomie pathologique. Cela tient à ce que les auteurs se sont souvent laissé entraîner par des idées préconçues sur la nature et le siége de la maladie que nous étudions. Aussi, qu'on ne s'étonne pas de leur voir décrire comme propres à l'érysipèle des lésions qui ne s'y trouvent unies qu'accidentellement.

La peau, dit M. Louis, est dure, épaisse et friable [1]. Cette épaisseur varie suivant les diverses régions du corps. Peu marquée dans les points où le tégument

---

[1] Lancette française, tom. VII, pag. 215 ; 1833.

externe est fin et mobile , elle est plus considérable lorsque la peau est épaisse et qu'elle adhère aux parties profondes par un tissu cellulaire peu extensible.

Après le refroidissement du corps, selon Chomel et M. Blache , la peau cesse d'être rouge dans les parties intéressées , mais elle offre une coloration brunâtre ou violacée ; l'épiderme se décolle avec facilité, et la pression du doigt sur la peau détermine un enfoncement plus ou moins prononcé [1]. Cette empreinte du doigt s'obtient surtout lorsque le tissu cellulaire sous-cutané est œdémateux.

Dans certains cas, on trouve sous le derme du pus infiltré ou réuni en foyer. Bien plus, on a vu la peau et le tissu cellulaire mortifiés sur une étendue plus ou moins grande.

La coloration et la tuméfaction des parties malades sont dues, non-seulement à une injection plus ou moins grande des vaisseaux du derme ou du réseau papillaire, mais encore à une infiltration de sérosité sanguinolente dans le tissu cellulaire sous-cutané.

Quelquefois l'altération est telle qu'on ne distingue plus les vaisseaux injectés ; ils ne sont visibles qu'autour du foyer du mal et sur ses limites ; au centre, le tissu dermoïde est uniformément rouge et comme combiné avec le sang infiltré. Des lavages répétés ne changent rien à cet état, qui dure jusqu'à ce que la putré-

[1] Dictionnaire de médecine, tom. XII, pag. 235.

faction ait converti la peau en une bouillie rouge,
brunâtre, diffluente[1].

Ribes a avancé qu'il y a dans l'érysipèle des traces
de phlébite capillaire. Les petites veines des téguments,
dit cet auteur, sont visiblement et principalement
affectées ; la rougeur inflammatoire est surtout remarquable sur la tunique interne des veinules, dont la cavité est remplie par du pus ; les ramuscules artériels
et les vaisseaux lymphatiques sont eux-mêmes lésés,
mais à un degré moindre que les veinules[2]. M. Cru-
veilhier et Copeland ont constaté les mêmes altérations;
mais on peut leur objecter, avec M. Rayer, que le calibre des veinules du derme et du réseau capillaire,
siége ordinaire de l'érysipèle, est trop petit pour qu'on
puisse diviser ces vaisseaux et examiner leur surface
interne. M. Rayer n'a observé ces lésions que dans
les veines sous-cutanées ; mais il fait observer avec
raison que leur altération n'est pas constante et que
le pus qu'on y trouve parfois a été sans doute résorbé,
ainsi que cela a eu lieu chez un malade dont il rapporte l'observation.

Les auteurs du *Compendium de chirurgie* ont noté
dans certains cas l'épaississement des parois des
vaisseaux lymphatiques et le rétrécissement de leur

[1] Gendrin ; Hist. anat. des inflam., tom. I, pag. 422.
[2] Mém. de la Soc. méd. d'émul., tom. VIII, pag. 622.

calibre, allant parfois jusqu'à l'oblitération complète.
Ils ont vu, en outre, le tissu cellulaire environnant
infiltré de lymphe plastique et en quelques endroits
de matière purulente [1].

Nous ne saurions terminer ce chapitre sans parler
de l'opinion émise par Blandin. Ce professeur regardait l'érysipèle comme une maladie complexe, dans
laquelle entrent deux éléments : l'inflammation de la
peau et celle des vaisseaux lymphatiques. Selon lui, la
cutite est toujours consécutive à l'angioleucite et prédomine dans l'érysipèle de cause interne, tandis que
c'est l'inverse pour l'érysipèle traumatique.

Assurément on ne peut mettre en doute la coïnci-
dence de l'érysipèle avec l'inflammation des veines
sous-cutanées et des vaisseaux lymphatiques ; mais
ces lésions n'appartiennent pas en propre à l'érysipèle.
Si elles lui sont associées d'une manière accidentelle,
dans quelques cas particuliers, cela n'est pas suffisant
pour permettre de les constituer en une seule et même
maladie ; ce sont là deux genres de lésions ayant une
existence tout à fait indépendante ; l'une n'implique
pas l'autre. On les voit très-souvent exister isolément,
et, lorsque l'inflammation des vaisseaux lymphatiques
et des veines accompagne l'érysipèle, ce n'est qu'à
titre de complication.

Dans ces cas, la phlébite et l'angioleucite sont probablement consécutives à l'érysipèle.

[1] Compendium de chirurgie, tom. II, pag. 47.

CHAPITRE VI.

Diagnostic différentiel. — Pronostic.

Le diagnostic de l'érysipèle ne peut pas être établi avec certitude pendant la période d'invasion. En effet, les phénomènes qui caractérisent cette période se trouvent dans d'autres maladies. Il n'y a guère que l'engorgement douloureux des ganglions lymphatiques qui doive faire soupçonner l'imminence d'un érysipèle, surtout s'il y a de la fièvre et si, dans ce moment-là, cette maladie règne d'une manière épidémique ou endémique.

L'éruption viendra lever tous les doutes; les caractères que nous lui avons assignés permettront de compléter le diagnostic; enfin, la marche du mal, dans certains cas indéterminés, achèvera de nous éclairer.

Cependant, si la maladie se montre d'une manière sporadique, si l'engorgement ganglionnaire manque, l'érysipèle pourra être confondu avec toute autre maladie. Comment la distinguer?

Les symptômes de la période d'invasion spéciaux aux fièvres éruptives, la forme et le siége de l'éruption empêcheront de les confondre avec l'érysipèle.

L'érythème est de toutes les maladies celle qui a le

plus de ressemblance avec l'érysipèle. A un examen superficiel, la confusion est possible; mais on évitera facilement cette erreur si l'on songe aux caractères précis de ces deux maladies. L'érysipèle est précédé de phénomènes fébriles et d'engorgement douloureux des ganglions; il présente une coloration rouge foncée; sur ses limites, on remarque une saillie linéaire, qui se distingue des parties voisines par la coloration et le gonflement; enfin, il a une tendance progressivement envahissante.

L'érythème n'est annoncé par aucun phénomène fébrile, il est plus rosé, se termine franchement sur ses bords; le gonflement et la coloration se fondent insensiblement avec les parties voisines; ses limites précises sont difficilement fixées; il n'a pas de tendance à s'étendre et se termine dans les points primitivement affectés.

Le pronostic varie suivant une foule de circonstances.

Rarement l'érysipèle de la face est dangereux, quand il parcourt régulièrement ses périodes et qu'il ne présente aucune complication.

Mais lorsque la maladie se complique, le pronostic est plus grave. L'existence d'une diathèse, des états adynamique ou ataxique doit inspirer des craintes sérieuses. Il en sera de même lorsqu'on verra survenir l'inflammation d'un viscère; les métastases, en effet,

constituent un des plus grands dangers de l'érysipèle.
C'est là une remarque faite depuis longtemps par Hippocrate. Il mentionne dans ses Aphorismes le danger
que court le malade lorsque l'éruption passe de l'extérieur à l'intérieur. *Erysipelas ab exterioribus verti
ad interiora non est bonum* [1].

L'erysipèle ambulant, à cause de sa grande mobi-
lité, se déplace facilement et rend le pronostic très-
sérieux. *Plus periculi habet erysipelas vagum; quo-
niam loco frequenter mutendo nobiliorem vitæ partem
occupare potest* [2].

La terminaison la plus heureuse et la plus commune
de l'érysipèle est la desquamation; quand il se termine
par suppuration, on doit porter un pronostic fâcheux.
Toutefois, il ne faut pas croire que la présence de la
suppuration soit toujours d'un présage sinistre. En
effet, Hippocrate rapporte, dans sa quatrième constitution épidémique, qu'il voyait les malades guérir
ordinairement, lorsque l'érysipèle se terminait par la
suppuration. Strack a observé une épidémie d'érysipèles qui devenaient mortels quand la suppuration
manquait. Bien plus, il remarqua que tous les remèdes
propres à amener la suppuration jouissaient d'une
efficacité merveilleuse, tandis que ceux qui tendaient
à favoriser la nutrition étaient nuisibles. Tant il est

[1] Aph. XXV, sect. 6.
[2] Storck; *An. med.*, pag. 99.

vrai, s'écrie Roucher, qu'il faut savoir quelquefois,
dans les épidémies, s'écarter des règles générales de
l'art et suivre celle de la nature, quoique cette règle
paraisse contraire aux lois du raisonnement, qui doit
se taire devant l'observation [1] !

La gangrène et l'ulcération aggravent le pronostic.
Les érysipèles phlegmoneux et œdémateux sont également plus sérieux.

Le délire sera inquiétant s'il coïncide avec la disparition de l'exanthème; il le sera moins s'il n'est que
sympathique, ou bien analeptique.

Il importe de tenir compte de l'état des forces du
malade. Si ce dernier est avancé en âge, s'il a une
constitution détériorée, épuisée par des excès ou de
longues privations, l'érysipèle peut se terminer d'une
manière funeste, bien que la maladie parcoure régulièrement ses périodes. Il y a alors mort par défaut de
forces. Nous empruntons à M. le professeur Jaumes
le fait suivant : « J'ai traité, il y a quelques années,
dit-il, un nonagénaire pour un érysipèle simple; la
fièvre, l'éruption, tout resta dans l'ordre, et j'eus la
douleur de ne pas sauver mon patient. C'est que, chez
ce malade, les forces se trouvant en défaut, la somme
nécessaire pour le maintien de la vie fut dépensée par
le travail morbide, et la mort devint inévitable [2]. »

---

[1] Médecine clinique, pag. 151.
[2] Jaumes, *loc. cit.*, pag. 30.

Inutile d'ajouter que , suivant le génie épidémique ou endémique, l'érysipèle revêt un caractère plus ou moins grave. Il nous serait aisé de citer des exemples d'épidémies d'érysipèle qui ont été excessivement meurtrières.

DEUXIÈME PARTIE

NATURE.

Parmi les nombreuses *théories* relatives à la nature de l'érysipèle, il en est trois principales qui méritent de fixer l'attention.

La première de ces théories fait de l'érysipèle une phlegmasie cutanée purement locale, ne dépendant nullement d'une cause interne.

La deuxième le rattache à un état morbide de l'estomac.

Enfin, la troisième le classe parmi les fièvres éruptives.

Examinons rapidement ce qu'il y a de fondé dans chacune de ces théories.

I. L'érysipèle est-il une phlogose cutanée?

Cette opinion est soutenue par l'immense majorité des auteurs. Elle paraît justifiée par les symptômes locaux (douleur, rougeur, chaleur, gonflement); par

certaines conditions qui favorisent son développement
(irritations locales, plaies, etc.); par sa marche et par
ses terminaisons (résolution, suppuration, gangrène).

Si l'on s'appuie sur ces seules bases, ces auteurs
ont assurément raison. Il y a là inflammation; mais
cette inflammation est-elle franche, ou bien est-elle
sous la dépendance d'un état morbide général?

Établissons tout d'abord la distinction admise par
l'École de Montpellier, entre l'inflammation (acte morbide) et l'état inflammatoire (état morbide.) Celui-ci
est toujours le même, il a ses causes, ses symptômes,
sa marche, son traitement. L'érysipèle ne saurait lui
être comparé. L'inflammation (acte morbide), au contraire, est loin d'être toujours la même. L'inflammation, dit M. Caizergues, n'est pas une maladie qui
présente des caractères identiques et qui soit susceptible de céder à une seule méthode de traitement; c'est,
au contraire, une maladie dont le génie peut varier et
offrir, par conséquent, des indications diverses et relatives aux différents états morbides dont elle est le pro
duit [1]. Tantôt elle est franche, dépendant, soit d'une
irritation locale, soit d'un état morbide inflammatoire ;
tantôt spéciale, liée à une affection catarrhale, bilieuse...
Enfin, dans certains cas, elle est spécifique, comme
dans les fièvres exanthématiques et les états diathésiques.

[1] Caizergues ; Des systèmes en médecine, pag. 89.

Il importe d'établir la différence qu'il y a entre l'inflammation propre à l'érysipèle, et celle qui est due à une irritation locale.

Rappelons les caractères principaux propres à chacune d'elles.

Le phlegmon succède à une cause locale, le plus souvent à une irritation ; c'est, en un mot, une réaction. Il n'est pas précédé de fièvre. Quand celle-ci existe, elle est postérieure à la lésion locale, elle est symptomatique ; elle est due au retentissement de la lésion locale sur l'économie entière. Le phlegmon s'annonce par les quatre phénomènes connus : douleur, rougeur, chaleur, tumeur ; la douleur est vive, profonde, pulsative. Son siége est généralement profond et fixe ; il ne subit aucune migration, *il meurt là où il est né*, suivant l'expression d'un de nos Maîtres. Il se termine habituellement par suppuration ; enfin, il cède facilement à l'emploi des antiphlogistiques, qui peuvent, dès le début, enrayer le mal.

L'érysipèle, au contraire, est une véritable affection morbide ; l'éruption dépend d'une cause interne qui la domine. On y observe parfois des causes locales externes, mais celles-ci n'agissent qu'à titre de causes provocatrices occasionnelles, et elles ont une importance tout à fait accessoire. Il règne habituellement d'une manière sporadique, mais il se montre souvent à l'état endémique et même épidémique ; il se caractérise par une douleur prurigineuse, une rougeur luisante, une tuméfaction qui finit brusquement sur ses limites, où elle forme relief; il siége superficiellement, s'étend de proche en proche et peut se porter de l'extérieur à l'intérieur. La suppuration est une terminaison très-rare de l'érysipèle; le pus, quand il existe, se lie le plus souvent à une complication. Enfin, le traitement antiphlogistique ne lui est nullement applicable : loin de soulager le malade, il peut amener de fâcheux résultats.

D'après ce qui précède, on voit qu'il est impossible de confondre l'érysipèle avec une phlegmasie cutanée. Il nous reste encore à prouver que cette inflammation est sous la dépendance d'un état morbide général, de la nature des fièvres éruptives ; mais avant, discutons la deuxième théorie.

II. L'érysipèle est-il lié à un état morbide de l'estomac?

Il est des auteurs qui prétendent que le point de départ de l'érysipèle est dans l'estomac ou dans une altération de la bile.

Hippocrate le regardait comme une tumeur bilieuse. Borsieri le croyait produit par une humeur analogue à ce que les anciens appelaient la partie bilieuse du sang. La cause de l'érysipèle, dit Selle, est toujours une acrimonie bilieuse [1]. Grimaud pense que les faits pratiques annoncent clairement que les éruptions de la peau sont

---

[1] Médecine clinique, tom. I, pag. 114.

le plus communément des produits de quelque affection
établie sur l'estomac.

Voyons quelle peut être la nature de cette affection.

Est-ce une inflammation ? Broussais rattachait l'érysipèle à une gastro-entérite ; mais, dit M. Jaumes,
nous ne sommes plus à l'époque d'engouement où cette
réponse paraissait suffisante. Aujourd'hui, personne
n'oserait dire que la rougeole, la variole, l'érysipèle
sont des gastrites compliquées de phlogose cutanée [1].

L'idée d'une gastrite, comme origine de l'érysipèle,
n'est donc pas admissible. En serait-il de même de
l'opinion qui le fait dépendre d'une collection de ma-
tières bilieuses dans l'estomac ?

Cette assertion compte de nombreux partisans. On
ne saurait nier, en effet, la fréquence de l'embarras
gastrique au début de l'érysipèle ; on sait aussi que,
celui-ci dissipé, le sujet se trouve beaucoup soulagé ;
mais y a-t-il là des raisons suffisantes pour conclure
que l'érysipèle dépend de l'état saburral ? Nous ne le
pensons pas. On vous démontrerait sans peine, dit
M. Jaumes [2], que beaucoup de médecins l'ont vu là
où il n'existait pas, et que d'autres lui ont accordé
une importance trop grande. N'arrive-t-il pas que,
dans un même hôpital, pendant une même épidémie
d'érysipèle, on voit les malades guérir par l'expectation

---

[1] Jaumes, *loc. cit.*, pag. 41.
[2] Jaumes, *loc. cit.*, pag. 41,

d'un côté, et par les évacuants de l'autre? Si la contre-épreuve n'existait pas, on serait en droit d'exagérer la valeur de l'embarras gastrique.

D'ailleurs, que d'érysipèles ne voit-on pas sans le moindre symptôme d'embarras gastrique, et, par contre, que d'embarras gastriques très-accentués sans érysipèle !

L'embarras gastrique, lorsqu'il existe, agit plutôt à titre de complication qu'à titre de cause; il empêche souvent l'évolution de l'exanthème, qui ne marche régulièrement qu'après sa disparition.

Reconnaissons toutefois l'affinité qui existe entre l'érysipèle et les affections bilieuses. Cette affinité repose sur l'observation ; mais repoussons l'opinion trop absolue de ceux qui, comme Stoll, affirment que la fièvre érysipélateuse est toujours d'origine gastrique [1].

III. L'érysipèle est-il une fièvre éruptive ?

Cette opinion est admise par un assez grand nombre d'auteurs. Sauvages la classe dans les phlegmasies exanthémateuses entre le pourpre et la scarlatine. De Meza en donne la description, en même temps que l'urticaire, à côté de la scarlatine. Cullen la place dans les exanthèmes avant la miliaire ; Quarin entre la rougeole et la scarlatine ; P. Frank à côté de la scarlatine, et Pinel entre la scarlatine et le zona.

---

[1] Médecine pratique, tom. I, pag. 245.

A Montpellier, l'érysipèle est regardé comme une fièvre exanthématique. A Paris, cette opinion trouve des partisans. M. Jobert de Lamballe professe que c'est une fièvre éruptive [1]. Chomel, MM. Blache, Grisolle, les auteurs du *Compendium de médecine* et du *compendium de chirurgie*, lui reconnaissent les caractères de l'inflammation franche; mais ils se demandent si on ne doit pas la rattacher à une maladie interne et en faire une inflammation spéciale.

Indiquons quels sont les principaux traits d'une fièvre éruptive. Celle-ci peut être définie : un état morbide spécifique, sporadique ou épidémique, contagieux, n'attaquant l'homme qu'une fois en sa vie, constitué par une fièvre primitive qui a pour but une détermination morbide cutanée, offrant des périodes distinctes dont l'évolution ne peut être arrêtée.

Voyons si l'érysipèle nous présente quelques-uns de ces caractères.

Comme les fièvres éruptives, il s'observe à l'état épidémique ou endémique. Comme elles, il est constitué par un travail intérieur, tantôt fébrile, tantôt non fébrile, précurseur et préparateur de l'éruption. Nous avons vu dans presque tous les cas des symptômes fébriles précéder le travail cutané. L'état local est donc consécutif à un état général. Frank a observé à la

---

[1] Jobert de Lamballe; Leçons sur l'érysipèle; in Gazette des hôpitaux, 1858.

Clinique de Pavie que , sur 20 érysipèles , l'inflammation n'avait paru que le deuxième ou troisième
jour chez 12 individus ; 6 présentaient le symptôme
cutané dès le premier jour, au moment de l'invasion
de la chaleur, et les deux autres en même temps que
la fièvre [1].

Le travail intérieur a pour but de déterminer une
efflorescence cutanée; celle-ci , comme dans les autres
fièvres éruptives , a pour siége la peau , elle a une
physionomie propre , spécifique , qui la distingue de
toutes les autres maladies , ainsi que nous l'avons vu
en parlant du diagnostic différentiel. De plus , une fois
l'éruption accomplie , la fièvre cesse. *Eruptione erysipelacea facta , febris ut plurimum cessare solet* [2].

L'éruption affecte des périodes tranchées, distinctes,
qui se suivent avec une régularité parfaite , à tel point
que chacune semble être la crise de celle qui a précédé.
A l'invasion succède l'éruption ; celle-ci , à son tour,
se termine par desquamation. A part cette régularité
dans l'enchaînement des périodes , il faut noter que
l'érysipèle a une marche inabréviable. Quel que soit
le traitement qu'on emploie, la maladie poursuit sa
marche d'une manière fatale.

Bien plus, il est très-dangereux d'essayer de faire
avorter cet exanthème ; malheur au malade chez qui

---

[1] Epist., tom. III, § 28.
[2] De Meza; *Comp. med. prat.*, tom. I, pag. 55.

le médecin fait une pareille tentative : la rétrocession de l'exanthème peut , comme dans les fièvres éruptives , en être la conséquence immédiate

Tels sont les principaux caractères qui autorisent à considérer l'érysipèle comme une fièvre exanthématique.

Il en est d'autres qui , au contraire , tendraient à faire rejeter cette manière de voir ; ils sont en petit nombre.

Ainsi, les causes locales jouent dans l'érysipèle un rôle qu'elles n'ont pas dans les autres fièvres éruptives ; la contagion n'est pas inhérente à la nature de l'érysipèle. Loin d'accorder l'immunité, cette maladie semble disposer à la récidive. Enfin , tandis que dans les autres fièvres éruptives l'exanthème est général, ici il est au contraire constamment localisé ; les exemples d'érysipèle universel sont excessivement rares.

Heureusement ces derniers caractères n'ont pas l'importance des premiers ; ceux-ci sont fondamentaux et prouvent suffisamment que l'érysipèle est une fièvre éruptive.

L'érysipèle, nous venons de le voir, ne peut pas être regardé comme une phlegmasie locale ; on ne peut pas non plus le rattacher dans tous les cas à une irritation gastrique ; mais il trouve sa place dans le cadre des fièvres exanthématiques.

Quel rang doit-il occuper dans ce groupe de maladies ?

Les différences que nous venons de constater entre l'érysipèle et les autres fièvres exanthématiques, font que l'érysipèle ne peut pas être mis sur le même rang que la rougeole, la scarlatine et la variole, qui sont les fièvres éruptives cardinales ; on doit le placer après ces fièvres dans une deuxième subdivision.

TROISIÈME PARTIE

TRAITEMENT.

Dire que l'érysipèle est une fièvre éruptive, c'est affirmer que sa thérapeutique doit être simplement expectante.

L'éruption est, en effet, la conséquence d'un besoin interne qui trouve satisfaction dans le travail cutané. Plus celui-ci sera complet, plus l'économie sera satisfaite. Vouloir empêcher ce travail et arrêter la maladie dans son développement, c'est exposer le malade à de grands dangers. Si donc l'éruption est simple, si elle marche régulièrement et sans complication aucune, il n'y a absolument rien à faire. Le médecin doit rester spectateur attentif de la scène pathologique qui se déroule sous ses yeux. C'est le cas de dire que, moins il fera, mieux il fera. Il en est de l'érysipèle, dit M. Trousseau, comme d'un certain nombre de maladies qui ont une marche naturelle que nous, médecins, devons bien nous garder de vouloir diriger, quand nous voyons les phénomènes pathologiques marcher régulièrement, car notre intervention intempestive troublerait le cours naturel du mal et tournerait au détriment de celui qui réclamait notre secours[1].

Il résulte de ce qui précède que le rôle du praticien doit consister seulement à favoriser le développement de l'éruption, à la surveiller dans son évolution, une fois produite, et à la maintenir au dehors.

C'est là une première indication ; elle découle de l'idée que nous nous faisons de la nature de l'érysipèle. Mais est-ce la seule ? Certes, non. L'analyse clinique nous apprend que cet exanthème, comme toutes les fièvres éruptives, est susceptible d'offrir des complications générales et locales, qui réclament l'intervention thérapeutique. La deuxième indication consiste donc à combattre les complications et à réduire la maladie à son état de simplicité, afin qu'elle puisse parcourir librement la marche que la nature lui a tracée.

Mais, en outre, il est des symptômes inhérents à la maladie elle-même, qui, par suite des complications, peuvent prendre une intensité plus grande et exiger le secours de l'art. Ils deviennent alors l'objet d'une troisième indication.

Nature, complications, symptômes, tels sont les trois chefs principaux sous lesquels nous allons grou-

[1] Clinique médicale; tom. I, pag. 304.

per les divers moyens qui rentrent dans le traitement de l'érysipèle.

I. Nature.

Savoir attendre , dit M. Trousseau, est une grande science dans notre art; et une prudente expectation explique bien des succès[1]. Lorsque, dans l'érysipèle, tout marche bien , il faut savoir attendre; on doit se contenter de surveiller les actes du système vivant, de les seconder ou de les réprimer, selon les besoins.

Ainsi, lorsque la maladie est simple , le séjour au lit, la diète , les boissons rafraîchissantes et tempérantes sont les seuls moyens qu'il convient d'employer dans la période d'invasion. On peut, dans quelques cas, ajouter de doux révulsifs sur le tube digestif, et des cataplasmes émollients ou légèrement sinapisés , qu'on placera aux extrémités inférieures.

Les mêmes moyens doivent être employés lorsque l'éruption commence à se faire. Il est prudent de s'abstenir de toute application de topiques lorsque la douleur est modérée. Les astringents, les répercussifs sont le plus souvent dangereux ; ils disposent à la gangrène et favorisent les métastases.

Lorry a vu un érysipèle devenir gangréneux, dès son

[1] *Loc. cit.*, pag. 304.

origine, par l'application des astringents, que l'on conseilla mal à propos (Roucher).

Les émollients et les relâchants ne conviennent pas non plus, surtout quand il y a tendance à l'œdème ; ils augmentent l'atonie locale, favorisent l'œdème, et amènent parfois la gangrène. Lorry cite, dans son *Traité des maladies de la peau*, l'observation d'un vieillard décrépit, atteint d'érysipèle qui devint gangréneux à la suite de l'application de topiques émollients.

Si l'éruption se fait péniblement, il est un moyen très-utile pour la favoriser ou la compléter ; nous voulons parler du vomitif. On le donne moins dans l'idée de débarrasser l'estomac des collections gastriques qu'il renferme, qu'en vue de déterminer un mouvement d'expansion. — Il est bon de se tenir en garde contre la rougeur de la langue, chez les malades atteints d'érysipèle. Dans toute autre circonstance, cet aspect de la langue est une contre-indication formelle à l'emploi d'un vomitif. Donner un évacuant en pareil cas, ce serait augmenter l'irritation gastrique qui se traduit par l'irritation de la langue. Mais dans une fièvre éruptive, ainsi que le fait observer M. le professeur Dupré, cette rougeur ne doit pas empêcher de donner le vomitif. Au lieu d'indiquer une irritation gastrique, elle se rattache à l'éruption qui se fait à la face. La langue, ainsi que toutes les autres parties de la cavité buccale et de la tête, présente une rougeur analogue à celle des téguments. D'ailleurs ce n'est pas là une idée purement théorique ; les faits viennent à l'appui de cette manière de voir. Nous avons vu le vomitif, entre les mains de M. le professeur Dupré, donner de beaux succès en pareille occurrence. En dehors même de toute complication gastrique ou bilieuse, le vomissement a, chaque fois, facilité l'éruption et l'a maintenue au dehors.

Le vomitif ne sera contre-indiqué que lorsque, avec la rougeur de la langue, on trouvera de la sécheresse, de la soif, de la douleur à l'épigastre, etc.; et encore sera-t-il convenable de distinguer les cas où la sécheresse est due au passage de l'air dans la bouche, le malade respirant par cette ouverture. Alors aussi le vomitif peut être employé sans inconvénients.

Nous parlons de l'utilité des évacuants supérieurs ; est-ce à dire que les purgatifs peuvent aussi être utiles? S'ils doivent l'être, ce n'est guère qu'à la fin de la maladie. Au début, alors que l'éruption n'est pas encore complète, ils peuvent faire le plus grand mal. Une métastase très-dangereuse peut être la conséquence d'une purgation donnée à l'aveugle dans cette période de l'érysipèle.

Vers la fin de la deuxième période ou bien pendant le cours de la troisième, on aura le soin de purger le malade, afin de prévenir les accidents qui suivent cette période. C'est là une pratique qu'on observe à l'hôpital Saint-Éloi à la fin des fièvres éruptives, et dont l'expérience a depuis longtemps proclamé les avantages.

6

Dans toute maladie, la convalescence doit être considérée en elle-même et comparativement à la maladie qui a précédé.

Dans l'érysipèle, elle se résume en un état de faiblesse générale et une susceptibilité plus grande du côté de la peau qui a été affectée.

La faiblesse est combattue par les toniques alimentaires associés, suivant les cas, aux toniques médicamenteux.

L'œdème, la bouffissure de la face et quelquefois même l'induration, tels sont les accidents locaux que l'érysipèle laisse le plus souvent à sa suite; ils sont en général peu graves, on réussit à les faire disparaître par des lotions avec l'eau froide et l'eau vinaigrée, l'eau saturnisée.

Les résolutifs seront utiles pour résoudre l'induration.

La récidive est dans la nature de l'érysipèle, elle est d'autant plus facile que l'éruption a été moins complète (M. Dupré). Tout ce qui favorise l'éruption sera par conséquent avantageux pour combattre cette tendance à la récidive.

Il y a des récidives habituelles, chez certains individus, soit par débilité de la peau, soit par une cause interne souvent diathésique. S'il y a atonie de la peau, on la modifie par les frictions sèches, le massage, les bains froids.

On doit également combattre les troubles men-
struels, régulariser la menstruation, surveiller les phénomènes morbides qui accompagnent la ménopause ,
rappeler les flux hémorrhoïdaires supprimés, etc. S'il
y a tendance ou congestion hépatique, on emploie
les amers, les délayants, les fruits, l'eau de Vichy, etc.

II. COMPLICATIONS.

Générales. — Une fièvre éruptive étant une maladie
dans le traitement de laquelle la nature fait tous les
frais, il s'agit de la réduire à son état de simplicité, de
combattre les complications, afin que rien ne vienne
entraver sa marche. Si un individu est entaché d'un
vice diathésique quelconque, scrofuleux, syphilitique,
tuberculeux, etc., on ne devra pas, chez lui, se borner
à remplir seulement les indications fournies par l'érysipèle ; il conviendra de modifier simultanément l'état
diathésique autant que les moyens thérapeutiques le
permettent, afin d'empêcher que l'influence diathésique
ne trouble l'érysipèle dans sa marche, et ne provoque
certaines terminaisons funestes.

La fièvre concomitante de l'érysipèle sera également
combattue. C'est surtout pendant la période d'invasion
que l'on doit s'efforcer d'enlever ces complications.
On emploiera des moyens variables et appropriés à la
nature de la fièvre.

Si la complication est de nature inflammatoire, il convient de recourir aux émissions sanguines générales ou locales. Ce sont là des moyens qui sont très-utiles, mais dont il ne faut user qu'avec circonspection, attendu qu'ils pourraient entraîner la répercussion de l'érysipèle si on les employait avec exèès. Ils sont indiqués lorsque l'érysipèle se montre après des froids excessifs, chez des hommes robustes, vigoureux; qu'il s'accompagne d'une céphalalgie intense, d'un pouls fréquent et dur.

Si pulsus fuit multum febrilis et durus (quod raro contigit), tunc opus fuit venæ sectionibus et remediis antiphlogisticis purgantibus curam inchoare [1].

Dans ces cas, la saignée apaise l'effervescence sanguine, calme les mouvements impétueux du sang, et facilite l'éruption de la peau.

Les érysipèles observés par Lorry présentaient sans doute le caractère phlogistique; ainsi on s'explique pourquoi ce praticien a cru devoir avancer que les cas où la saignée peut nuire sont rares.

Lorsque la complication est de nature bilieuse, ce que démontrent l'état de la langue qui est revêtue d'un enduit jaunâtre, l'amertume de la bouche, les vomissements d'une matière jaune, amère, etc., alors les saignées ne sont plus de mise; loin de calmer et d'a-

[1] Storck ; *An. med.*, pag. 99.

paiser le mal, elles ne feraient que l'exaspérer. Avicenne, Arétée, Hoffmann, montrent les inconvénients qui résultent de l'ouverture de la veine en pareille circonstance. Hoffmann a vu des érysipèles disparaître brusquement après l'emploi d'une saignée inopportune.

C'est le cas de recourir aux boissons rafraîchissantes et légèrement acidules. On choisira de préférence l'eau d'orge, la limonade, l'orangeade, l'eau de groseille, etc. On pourra y joindre avec avantage l'usage de lavements émollients. Ces moyens conviennent surtout lorsque, avec les symptômes gastriques, il y a des signes d'irritation.

Après avoir insisté sur l'usage de ces moyens tempérants pendant les premiers jours, Roucher donnait l'émétique en lavage, et le succès marqué qui suivait de près l'emploi de ce moyen en justifiait l'usage. En effet, ce moyen, non-seulement expulsait les collections saburrales, mais il portait les mouvements à la peau et favorisait le développement de l'érysipèle [1].

Lorsque les signes de turgescence stomacale persistaient, il n'hésitait pas à revenir de nouveau à l'emploi de ce moyen.

Après l'emploi du vomitif, il convient de s'adresser aux purgatifs, mais il ne faut les employer que lorsque la turgescence intestinale s'est produite; ils débarras-

---

[1] Roucher, *loc. cit.*, pag. 155.

sent le tube digestif des collections bilieuses qu'il renferme et agissent surtout à titre de révulsif.

Roucher conseille de les réitérer plus ou moins selon le besoin ; il partage sur ce point l'opinion de Mead , qui assure qu'il n'est pas de fièvre où la répétition des purgatifs puisse être plus utile que dans la fièvre érysipélateuse.

Si la fièvre concomitante est catarrhale, l'indication est de rétablir ou de régulariser les fonctions de la peau. On y parviendra à l'aide du repos, d'une diète légère, de boissons chaudes , calmantes , légèrement diaphorétiques.

Les vomitifs sont d'une grande utilité, alors même qu'il n'y a pas d'état gastrique. Rompre le spasme , porter les mouvements à la peau et faciliter le développement de l'exanthème , telle est leur action multiple, parfaitement appropriée à l'érysipèle et à sa complication. Il est depuis longtemps reconnu, dit M. Dupré, que les vomitifs n'ont pas seulement pour effet de provoquer des évacuations, ils déterminent, en outre, un mouvement d'expansion bien marqué , ils dissipent les spasmes , contrarient les tendances fluxionnaires, facilitent les éruptions et provoquent à la fois une transpiration salutaire et une expectoration plus facile[1].

1. Dupré , mémoire cité, pag. 99.

Lorsque l'érysipèle se complique d'un état adynamique ou ataxique, on emploie dans le premier cas
des toniques et des stimulants énergiques. Le quinquina est une substance sur laquelle on doit le plus
compter ; on le donne en décoction, en substance ou
en extrait. Le vin est aussi une ressource très-puis-
sante ; on y joindra l'emploi du polygala, des cordiaux
aromatiques, tels que la mélisse, l'angélique, la can-
nelle. Si l'ataxie prédomine, il faudra préférer les bols
camphrés et nitrés ainsi composés : camphre en
poudre 5 centigrammes, et nitre 1 décigramme.

Locales. — Lorsque la fluxion érysipélateuse aban-
donne la surface cutanée et se porte sur un viscère
interne, l'indication formelle consiste à la rappeler à
son siége primitif. Il faut alors s'efforcer de provoquer
de nouveau un travail cutané et de résoudre la congestion interne.

Si l'appareil phénoménal qui traduit au dehors
l'existence d'une métastase, s'accompagne d'une exal-
tation des forces annoncée par une intensité plus
grande dans les symptômes, une forte chaleur et une
grande fréquence du pouls, il ne faut pas hésiter, ainsi
que le conseille Roucher, à ouvrir la veine, afin de
débarrasser au plus tôt le cerveau, la poitrine et la
gorge, et prévenir ainsi le délire, la pneumonie, l'angine.

Après la saignée, qu'on renouvelle si l'indication

l'exige, on provoque une vive irritation vers les extrémités inférieures, à l'aide de bains de jambes dans
de l'eau chaude animée avec de la farine de moutarde,
ou bien par l'application de sinapismes aux pieds. Ces
moyens déterminent une forte révulsion, qui tend à
attirer au dehors la fluxion érysipélateuse.

Mais si la métastase s'accompagne de symptômes
indiquant une dépression des forces, il faut alors se
garder de tirer du sang. Ces moyens sont contre-in-
diqués par la petitesse et la faiblesse du pouls, coïn-
cidant avec l'assoupissement et la décoloration de la
face. Il vaut mieux alors en venir à l'application de
vésicatoires aux mollets ou à la partie interne des
cuisses.

Dans ces cas, on peut aussi rapprocher ces moyens
du point lésé. Le vésicatoire à la nuque, sur le crâne
ou sur la poitrine, agira plus directement. On produira
ainsi une dérivation puissante, qui sera plus efficace
pour déplacer la fluxion érysipélateuse.

Mais on ne doit pas se borner là; il convient encore
d'établir divers points d'irritation sur les parties où
siégeait l'érysipèle, en vue de rappeler l'éruption plus
promptement. On y parviendra à l'aide de frictions
faites avec une brosse de flanelle ou de crin sur les
points naguère intéressés. Bien plus, il sera nécessaire, si la fluxion ne reparaît pas vite, d'y appliquer
des topiques irritants. Des sinapismes, des vésicatoires

même sont appelés, en pareil cas, à rendre des services réels.

Ces moyens externes ne sont pas les seuls qu'on doive mettre en pratique. Il est un remède héroïque, d'un usage vulgaire à Montpellier et trop peu connu ailleurs, remède qui, dans les cas de métastase, rend des services réels : nous voulons parler de l'infusion d'ipécacuanha, dont rien n'égale la puissance lorsqu'elle est bien indiquée. Sous son influence, il se produit un mouvement d'expansion qui s'annonce par des sueurs abondantes et qui contribue puissamment à porter à la peau la fluxion érysipélateuse. De plus, ce moyen, loin d'affaiblir, relève les forces.

En même temps, on peut donner encore à l'intérieur des remèdes diaphorétiques, excitants, tels que l'esprit de mindérérus, le camphre, l'éther, etc.

Par l'emploi sagement combiné de ces divers agents thérapeutiques, on pourra arriver à d'excellents résultats. Je puis assurer, dit Roucher [1], qu'à l'aide de ces moyens je suis parvenu à rappeler très-heureusement des érysipèles de la face qui avaient disparu subitement.

Le traitement que nous venons de tracer est applicable au délire qui se lie à une congestion du cerveau ou des méninges et coïncide avec la disparition de

[1] Médecine clinique, pag. 162.

l'exanthème. Mais si le délire est sympathique, on doit se borner à employer des attractifs aux extrémités inférieures, des purgatifs légers, des tisanes tempérantes et calmantes. La saignée, en pareil cas, peut être très-nuisible : en enlevant les forces aux malades, elle trouble les actes de la nature, et si elle ne provoque pas une métastase, elle prépare du moins une convalescence longue et pénible.

Nous avons parlé d'une troisième espèce de délire qui se montre pendant la période de desquamation, et qui est dû à une diète trop rigoureuse. Ce délire analeptique disparaît dès qu'on rend l'alimentation plus abondante. Il sera aisé de le prévenir en nourrissant légèrement le malade dès le début, et augmentant graduellement l'alimentation, à mesure que l'état du pouls et de l'estomac, le permettra.

L'infiltration séreuse du tissu cellulaire sous-cutané est due, tantôt à un état général et tantôt à la disposition anatomique des parties. Dans le premier cas, les moyens internes appropriés à la nature de la cause générale conviennent ; comme le plus souvent, l'œdème se montre chez des individus débilités, on doit choisir les toniques et de légers excitants. On peut leur associer toutefois l'emploi de quelques diurétiques. Dans le second cas, il est préférable de s'adresser à des topiques astringents, réfrigérants, et d'employer en même temps les diurétiques et de doux laxatifs.

Si la suppuration devient imminente., il ne faut pas hésiter à pratiquer des mouchetures.

En donnant issue à la sérosité infiltrée , on prévient la gangrène qui , dans l'érysipèle de la face, frappe très-rapidement les paupières ou les oreilles.

Mais si cette dernière arrive , malgré les moyens employés pour la prévenir, comment la combattra-t-on ? Les moyens varient suivant la cause qui a provoqué son développement. Ainsi , on favorise la chute des escarres par des cataplasmes émollients si elle est consécutive à l'inflammation ; si elle se lie à un état adynamique , les topiques excitants , le quinquina , les chlorures doivent être préférés.

Y a-t-il ulcération , on se borne à des soins de propreté, à de simples pansements avec le cérat. Quelquefois il faut en venir à la cautérisation , si l'ulcération fait des progrès.

III. Symptômes.

Il est des érysipèles qui se déplacent avec une facilité étonnante; cette ambulance peut devenir un danger, en favorisant la métastase.

On a pensé que le vésicatoire et le collodion appliqués localement pourraient fixer l'éruption ; mais on n'a pas réussi. J'ai employé, dit M. le professeur Dupré, le vésicatoire et le collodion, et l'ambulance a continué. Le vésicatoire n'est avantageux que dans l'érysipèle phlegmoneux; dans l'érysipèle simple il augmente la douleur. Pendant plusieurs années, le vésicatoire a joui d'une certaine vogue. Cette méthode, préconisée par Petit (de Lyon), fut adoptée par Dupuytren, qui lui attribuait une grande importance. «Nous l'avons vu, dit M. Grisolle, dans l'érysipèle de la face, appliquer deux larges vésicatoires sur chaque joue et parfois un troisième sur le front. Cependant, en consultant les faits que j'ai recueillis à la clinique de ce grand maître, je me suis convaincu que le vésicatoire n'avait le pouvoir, ni de borner l'érysipèle, ni d'en abréger la durée [1]. »

Les onctions avec l'onguent mercuriel ont été vantées à leur tour; mais les faits ne sont pas non plus en leur faveur.

La cautérisation, soit avec le nitrate d'argent, soit avec le fer rouge, dans le but de s'opposer à l'extension de la fluxion érysipélateuse, ne paraissent pas jouir de l'efficacité qu'on leur accorde.

Si ces moyens locaux ont eu quelques succès entre les mains de ceux qui les ont employés, c'est que l'exanthème était sans doute peu intense et en voie de guérison. On a alors attribué au médicament ce qui n'était qu'un effet de la marche naturelle de la maladie.

---

[1] Grisolle, *loc. cit.*

Si nous ne pouvons rien contre l'ambulance, écartons au moins les causes qui peuvent la favoriser ; soutenons les forces chez les individus affaiblis, cachectiques, scrofuleux, qui par leur faiblesse sont disposés aux déplacements de l'érysipèle.

N'oublions pas non plus que les émissions sanguines employées mal à propos ou avec excès augmentent la tendance au déplacement. Usons de la saignée avec réserve, lorsqu'elle est indiquée, et sachons nous en abstenir lorsque l'état du sujet ne comporte pas son emploi.

La douleur fait quelquefois indication. C'est en vue de la combattre et de procurer au malade le soulagement qu'il réclame, qu'on a préconisé une foule de moyens topiques qu'il serait trop long d'exposer.

En principe, dit M. le professeur Dupré, tant que la douleur ne sera pas excessive, n'employez rien. Les moyens locaux gênent la partie, la chargent et peuvent provoquer une répercussion.

A ce titre, les moyens humides et astringents doivent être considérés comme dangereux.

Les substances pulvérulentes et émollientes, telles que les poudres d'amidon, de riz, de graine de lin, peuvent être de quelque utilité. Nous avons vu l'amidon en poudre réussir à calmer la douleur, chez plusieurs malades observés à l'hôpital Saint-Éloi.

Le collodion mérite aussi d'être signalé. M. le professeur Dupré l'a employé avec avantage. Ce moyen calme la douleur, comprime légèrement l'érysipèle et diminue la tension en même temps qu'il la met à l'abri de l'air; il favorise la résolution, mais n'empêche pas l'ambulance. Il convient de le rendre élastique au moyen de l'huile de ricin, afin qu'il n'exerce pas une compression trop forte sur la partie affectée.

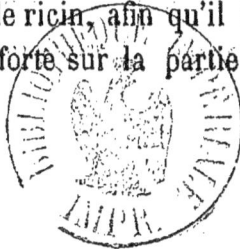

FIN.

ERRATUM.

Pag. 19, lig. 11, *au lieu de :* A. Causes occasionnelles, *lisez :* A. Causes PRÉDISPOSANTES.

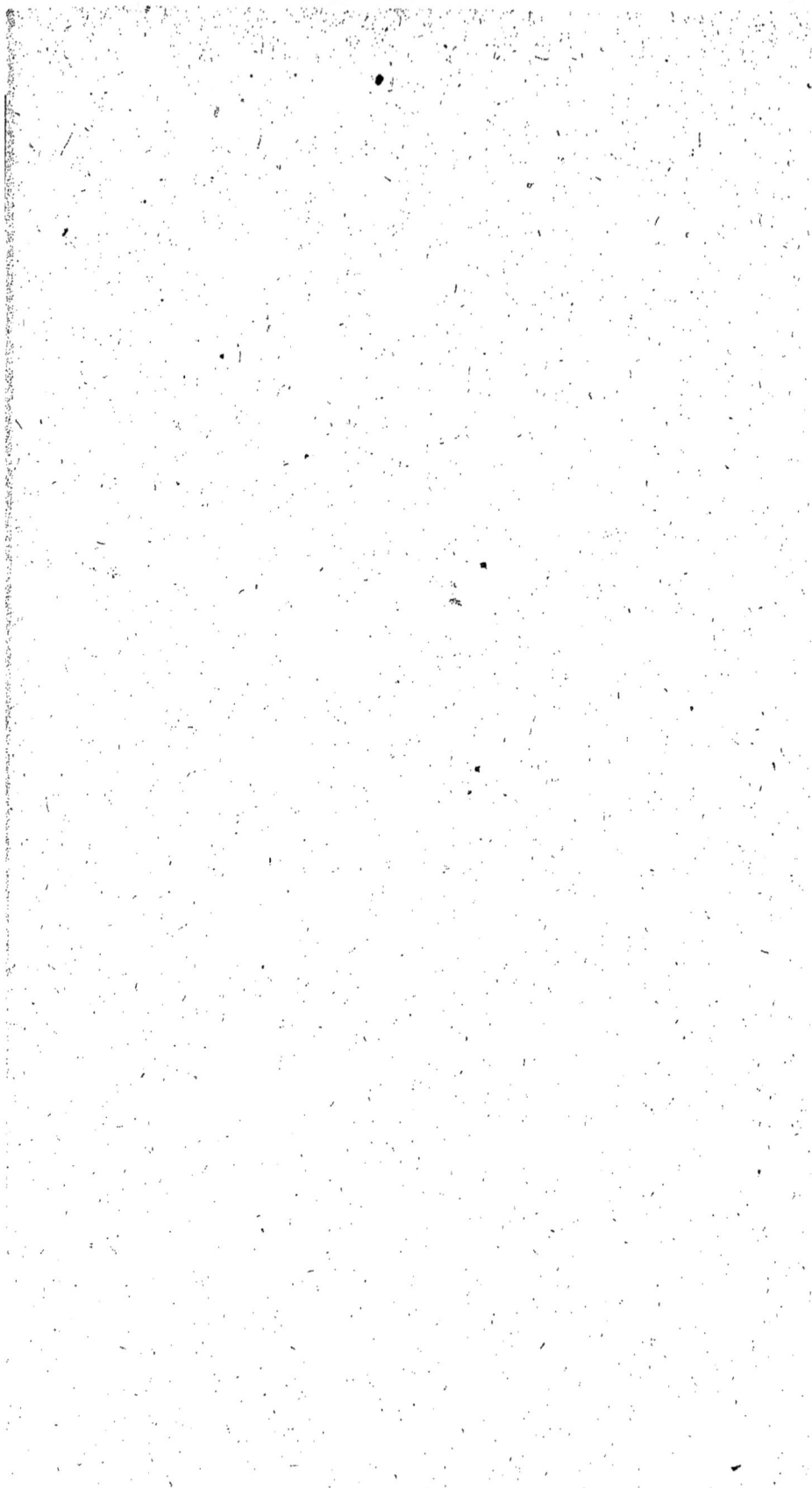

www.ingramcontent.com/pod-product-compliance
Lightning Source LLC
Chambersburg PA
CBHW050609210326
41521CB00008B/1180